MÉDECINS, CHIRURGIENS, APOTHICAIRES FRANÇAIS
DE LA MARINE ET DES COLONIES

XVIe - XIXe siècle

Médecine à travers les siècles

Collection dirigée par le Docteur Xavier Riaud

L'objectif de cette collection est de constituer « une histoire grand public » de la médecine ainsi que de ses acteurs plus ou moins connus, de l'Antiquité à nos jours.
Si elle se veut un hommage à ceux qui ont contribué au progrès de l'humanité, elle ne néglige pas pour autant les zones d'ombre ou les dérives de la science médicale.
C'est en ce sens que – conformément à ce que devrait être l'enseignement de l'histoire –, elle ambitionne une « vision globale » et non partielle ou partiale comme cela est trop souvent le cas.

Dernières parutions

Jean DUPOUY-CAMET, *La mission d'étude française de 1866 sur la trichinose en Allemagne*, 2022.
Xavier RIAUD, *Grands dentistes résistants. Pour la France !*, 2022.
Sous la direction de Dominique LE NEN et Pascal BRIOIST, *Léonard de Vinci. Le corps… à la croisée des sciences et de l'art*, 2022.
Michel A. GERMAIN et Corinne BECKER, *Guérir du Lymphœdème. Histoire et avancées médicales*, 2022.
Maxime GATELIER, Quentin LECARDINAL, *Prothèses dentaires de soldats de la Première Guerre mondiale. Etude médico-légale*, 2022.
Philippe HECKETSWEILER, *Les maladies et la mort de Gustave Flaubert. Rouen 1821 – 1880*, 2022.
Pierre AUBRY et Bernard-Alex GAÜZÈRE, *La France et ses médecins en Extrême-Orient du XVIe au milieu du XXe siècle*, 2022.
Michel E. BERTRAND, *La cardiologie interventionnelle. Histoire et évolution*, 2022.
Pierre AUBRY et Bernard-Alex GAÜZÈRE, *La France et ses médecins dans les océans Indien et Pacifique du XVIe au XIXe siècle*, 2022.

Pierre Aubry et Bernard-Alex Gaüzère

MÉDECINS, CHIRURGIENS, APOTHICAIRES FRANÇAIS DE LA MARINE ET DES COLONIES

XVIe - XIXe siècle

L'Harmattan

5-7, rue de l'Ecole-Polytechnique, 75005 Paris
http://www.editions-harmattan.fr
ISBN : 978-2-14-031193-2
EAN : 9782140311932

SOMMAIRE

INTRODUCTION

À la fin du Moyen-Âge, de nombreuses avancées techniques, dont la caravelle avec sa combinaison d'une coque haute, d'un faible tirant d'eau et d'une voilure très manœuvrable, ou l'astrolabe nautique qui mesure la hauteur méridienne du soleil par un simple calcul afin d'obtenir la latitude instantanée d'un navire, ont permis une navigation plus sûre. La volonté de répandre la foi chrétienne, de découvrir de nouvelles voies maritimes, commerciales ou pour la pêche, va être à l'origine des grandes découvertes.

Au début du XVe siècle, les Européens ont une très bonne connaissance de l'Europe et du bassin méditerranéen, et quelques notions confuses du reste de l'Afrique et aussi de l'Asie. Ils savent que la Terre est ronde, sans toutefois en connaître ses dimensions. Des expéditions leur confirment l'existence d'un continent inconnu, situé entre l'Europe et l'Asie. Les souverains européens et les riches compagnies commerciales financent de grandes expéditions dans le but de cartographier la planète et d'établir des contacts avec l'Afrique, l'Amérique, l'Asie et l'Océanie.

La compétition entre l'Espagne et le Portugal pour la conquête des mers aboutit à la conclusion du traité de Tordesillas en Castille le 7 juin 1494 qui établissait au milieu de l'Atlantique une ligne de démarcation orientée nord-sud, sous l'égide du pape Alexandre VI (1431-1503). Tous les territoires situés à l'est de cette ligne étaient concédés aux Portugais et ceux situés à l'ouest aux Espagnols. En conséquence, ce traité plaçait l'Amérique découverte par Christophe Colomb (1451-1506) sous souveraineté portugaise et attribuait le reste des Amériques à l'Espagne. Après le voyage du navigateur portugais

Fernand de Magellan (1480-1521), le traité de Saragosse fut signé le 22 avril 1529 sous l'égide du pape Clément VII (1478-1534). Il fixait une seconde ligne de partage dans le Pacifique avec une enclave espagnole pour les Philippines. Avec ces traités, Espagnols et Portugais considéraient les marins des autres nations européennes (France, Angleterre, Pays-Bas…) qui découvraient de nouvelles terres, comme des corsaires.

Mais, le monopole de navigation des Espagnols et des Portugais fut de plus en plus contesté par les Hollandais, les Anglais et les Français. Ainsi, la France prit pied dès le début du XVIIe siècle aux Indes orientales par l'expédition menée par des marchands normands de 1601 à 1603 jusqu'à Sumatra relatée par un compagnon apothicaire, François Martin (1575-1631).

À la fin du XVIe siècle, les Européens avaient découvert la côte Est de l'Amérique du Nord, l'Amérique Centrale, les littoraux de l'Amérique du Sud et de l'Afrique, ainsi qu'une grande partie de l'Asie[1] (Sibérie, Inde). Il restait encore beaucoup de territoires inconnus des Européens, comme l'Australie et le Pacifique, le centre de l'Afrique et les régions polaires.

Les grands voyages d'exploration entrepris par la France dès le XVIe siècle furent d'emblée grevés d'une lourde mortalité parmi les équipages, d'où la nécessité - toutefois tardivement ressentie - de « médicaliser » les navires ainsi que les implantations des colons dans ces nouvelles terres et de former les personnels soignants.

---

[1] Hubert Deschamps, *Histoire des explorations*, Paris, P.U.F., coll. « Que sais-je ? » (n° 150), 1969, 1re éd., 128 p.

Ce livre traite de la formation, des origines et des ports de départ vers les océans et les colonies, des médecins, chirurgiens et apothicaires français en route pour les quatre coins du monde, du XVIe au XIXe siècle. Il complète quatre de nos précédents ouvrages sur la France et ses médecins sur les quatre continents du XVI au XIXe siècle, publiés par les Éditions de L'Harmattan. Un premier ouvrage traitait du rôle des médecins, chirurgiens et pharmaciens dans les expéditions coloniales françaises au XIXe siècle en Afrique noire et à Madagascar[2] ; un deuxième, de leur rôle aux Amériques du XVIe au XIXe siècle[3] ; un troisième, de La France et ses médecins dans les océans Indien et Pacifique du XVIe au XIXe siècle[4] ; et le quatrième, de La France et ses médecins en Extrême-Orient du XVIe au milieu du XXe siècle[5].

Le premier chapitre de ce livre traite des précurseurs que furent les chirurgiens des galères et les chirurgiens navigans.

Le deuxième chapitre traite de la formation dans les Hôpitaux de la Marine et dans les Écoles de Chirurgie Navale des ports de Rochefort, Toulon et Brest, puis à

[2] Aubry P, Gaüzère B-A. *Médecins et expéditions coloniales françaises au XIXe siècle (Afrique noire et Madagascar).* L'Harmattan 2020, 198 pages. IBSN : 978-2-343-19364-9.

[3] Aubry P, Gaüzère B-A. *La France et ses médecins aux Amériques du XVIe au XIXe siècle.* Éditions L'Harmattan, 2021. ISBN : 978-2-343-24777-9.

[4] Aubry P, Gaüzère B-A. *La France et ses médecins dans les océans Indien et Pacifique du XVIe au XIXe siècle.* Éditions L'Harmattan, 2022. ISBN : 978-2-343-25294-0.

[5] Aubry P, Gaüzère B-A. *La France et ses médecins en Extrême-Orient du XVIe au milieu du XXe siècle.* Éditions L'Harmattan, 2022 ISBN : 978-2-343-25674-0.

Bordeaux. Il est particulièrement développé, car ce sont essentiellement eux qui partirent aux quatre coins du globe.

Le troisième chapitre traite de la formation des médecins militaires formés à l'École de santé militaire de Strasbourg, puis de Lyon et au Val-de-Grâce et qui ont aussi participé aux opérations militaires outre-mer.

Le quatrième chapitre traite des médecins, chirurgiens et apothicaires du Roi, affectés aux Colonies.

Le cinquième chapitre traite, essentiellement dans le cadre des Antilles, des chirurgiens de plantations et de leur rôle dans les soins donnés aux esclaves.

LES PRÉCURSEURS

En France, jusqu'au XVIe siècle l'enseignement de la médecine était l'objet d'une profonde dichotomie entre les corporations des barbiers[6] et les médecins dépositaires de la pensée hippocratique[7]. De formation universitaire, les médecins méprisaient la chirurgie réservée aux barbiers dénués de culture. Le savoir chirurgical, fruit d'un long apprentissage manuel, était alors bridé par l'interdit religieux interdisant la dissection et l'étude de l'anatomie. C'est avec le développement des premières armes à feu au Moyen-Âge et donc des plaies complexes, que la chirurgie connût un véritable essor. Ambroise Paré (1510-1590), père de la chirurgie militaire qui débuta comme simple barbier en 1536, devint Chirurgien aux armées royales, puis Chirurgien du Roi Charles IX (1550-1574).

L'ordonnance du 15 avril 1689 pour « *les armées navales et arcenaux de la marine* » a défini en vingt-trois livres l'organisation et le fonctionnement de la Marine nationale. Le livre vingtième traitait « *Des hospitaux des armées navales et dans les ports, comme aussi des séminaires établis par leur direction et pour celles des aumôniers des vaisseaux* ».

Cette ordonnance fut initiée par Jean-Baptiste Colbert (1619-1683), secrétaire d'État de la Marine de Louis XIV

[6] Gatti M. *La querelle des barbiers, chirurgiens et médecins (XIII-XVIIIe siècle).* Thèse pour le diplôme d'État de docteur en chirurgie dentaire. Académie de Nancy-Metz, Université de Lorraine, Faculté d'Odontologie, 2014, n° 6493.

[7] Hippocrate, né vers 460 avant J.-C. sur l'île de Cos et mort en 377 av. J.-C. à Larissa, est un médecin grec du siècle de Périclès, mais aussi un philosophe, considéré traditionnellement comme le « père de la médecine ».

(1638-1715), et soumise au Roi par le fils de Colbert, le marquis de Seignelay (1651-1690). Elle a défini les bases du fonctionnement des hôpitaux des armées navales[8].

À l'époque, la Marine entretenait trois sortes de « personnels de santé » : les médecins, titulaires d'un doctorat en médecine et auxquels s'ouvrait le privilège de l'enseignement dans les hôpitaux ; les chirurgiens embarqués appelés *chirurgiens navigans* ou à terre ; et les apothicaires. Chirurgiens et apothicaires étaient « soumis » aux médecins[9].

Les chirurgiens des galères

Les premiers chirurgiens embarqués sont mentionnés à partir de 1540 sur les galères du roi. L'arsenal des galères de Marseille avait été ouvert par Jean-Baptiste Colbert dans la deuxième moitié du XVIIe siècle. Les galères de Marseille[10] disposaient de structures hospitalières calquées sur celles des galères de Malte, avec un hôpital des forçats, un hôpital des équipages, un jardin botanique et une École d'anatomie.

Destinées à escorter des convois de troupes ou de ravitaillement, à transporter des personnages importants ou à combattre les Barbaresques[11], les galères étaient de

---

[8] Brisou B. Trois cent ans de médecine navale du grand siècle à nos jours. *Médecine et Armées*, 2008 ; 36 : 507-515.

[9] Pluchon P. *Histoire des Médecins et Pharmaciens de Marine et des Colonies*. Bibliothèque historique Privat 1985, 430 pages.

[10] Camous C. *Marseille au temps « joyeux » des galères*. Autres Temps Éditions 2011, 137 p.

[11] L'adjectif « barbaresques » date des années 1500 et provient du mot « barbare » (au sens d'« étranger, parlant une langue incompréhensible ») désignant sans référence particulière l'Afrique du Nord. Puis, il est passé dans le langage courant pour désigner les pirates

superbes bâtiments allant à la rame ou à la rame et à la voile, armées de cinq canons, peintes en blanc pour les galères royales appelées les Réales, et en noir ou en rouge sang pour les autres.

Le corps des galères comptait 20 000 hommes, dont 12 000 forçats et 5 000 matelots et soldats. Les galères étaient « le plus grand pourrissoir d'hommes de la France » et un homme sur deux seulement en sortait vivant. Les conditions de vie des galériens étaient épouvantables. Ils étaient au nombre de 300 en moyenne sur chaque galère, soit 52 à 64 bancs de 5 galériens enchaînés à chaque banc, de jour comme de nuit pendant 2 à 3 mois, ce qui était la durée moyenne d'une campagne.
Le chirurgien des galères était un fonctionnaire méditerranéen nommé sur concours dans un corps très restreint. Il ne naviguait que six mois par an au cours de l'été et restait à terre l'hiver[12].

Maître Antoine Moulinneuf ou les galères d'un chirurgien des galères.

C'est grâce à l'abondante correspondance[13] qu'il a su conserver que nous connaissons la vie intime et professionnelle de Maître Antoine Moulinneuf (ou Mollineuf, Moulineux, Moulineuf, avec l'indifférence de l'époque pour l'orthographe), fils d'Antoine, tourneur sur bois, et de Marie Mont et né en 1668 à La Rochelle. Orphelin de père de bonne heure et brouillé avec sa mère

---

et corsaires musulmans maghrébins et ottomans qui opéraient depuis l'Afrique du Nord.

[12] Zysberg A. *Marseille au temps des galères : 1660-1748*. Marseille, éditions Rivages, 1983, 115 p.

[13] Mordacq R. Maître Antoine Moulinneuf chirurgien des galères du Roi. *Revue d'histoire économique et sociale.* Vol. 47, No. 2 (1969), pp. 249-259 (11 pages).

qui envisage un troisième mariage après son deuxième veuvage. Mais par chance, il connaît un chirurgien-major qui le prend comme apprenti et le fait embarquer avec lui « *en qualité de chirurgien* » sur le *Hasardeux*, pendant les campagnes « du Cap-Vert et de La Mérique » et celle d'Alger (1683). Très doué, après avoir été examiné par deux chirurgiens réaux, il est établi chirurgien sur la galère la *Renommée,* le 12 mars 1683.

En 1690, il passe au Ponant et s'y rend en chaland par le Canal du midi, conçu et réalisé par Pierre Paul Riquet (1609-1680) reliant Toulouse à la Méditerranée et qui fut inauguré le 15 mai 1681. À Rochefort, sous l'impulsion de l'intendant Michel Bégon (1638-1710), avaient été construites quinze galères identiques à celles de la Méditerranée en trois mois, pour éviter aux galères le périlleux et interminable contournement de l'Espagne depuis Marseille.
Moulinneuf embarque sur l'*Heureuse* et l'escadre ayant rallié Cherbourg en 35 jours (un record à l'époque), arrive trop tard pour participer à la bataille que le vice-amiral Anne Hilarion de Tourville (1642-1701) remporte le 7 juillet 1690, sur les Anglo-Hollandais, à Béveziers[14], mais il participe néanmoins au débarquement de Teignmouth, au sud du Devon en Angleterre, le 5 août 1690.
Après avoir hiverné à Rouen, les quinze galères sont désarmées et chiourmes et équipages sont ramenés à Marseille par la voie fluviale.

---

[14] La bataille du cap Béveziers, ou bataille de *Beachy Head* du côté britannique, est une bataille navale qui oppose une flotte française à une flotte anglo-hollandaise le 7 juillet 1690 pendant la guerre de la Ligue d'Augsbourg. Toutefois, si le contrôle de la Manche tombe entre les mains des Français, l'amiral de Tourville ne parvient pas poursuivre la flotte alliée, qui se réfugie dans la Tamise.

À l'âge de 35 ans, Moulinneuf termine 5e d'un concours qui doit désigner les six meilleurs chirurgiens des galères et voit sa solde augmenter de 20 livres par mois (la solde habituelle était de 50 livres).

Prenant son métier très à cœur, il outrepasse les limites de son état de chirurgien et « fait » de la médecine. Il propose le remède suivant contre l'hydropisie, terme qui désigne les œdèmes généralisés à l'époque : vin blanc, cannelle, sel de nitre, « iacinte ».

Las, à la suite du décès de Charles de Savonnières de la Bretesche, chef d'escadre des galères, qui avait ingurgité ce remède, la faculté se plaint à l'intendant général des galères qui le réforme - ou le casse - alors qu'il servait depuis 10 ans sur la *Renommée*, avec des états de services élogieux mentionnés par son capitaine.

Moulinneuf ne renonce pas et se rend à Paris et cherche l'appui des commis de Louis Phélypeaux, comte de Pontchartin (1643-1727) et surtout de l'entourage de Guy-Cresant Fagon, Premier médecin du Roi Louis XIV (1638-1715). Il est « examiné » par un nommé Bessière, un chirurgien « à la suite du Roy » qui le déclare fort capable, aborde Fagon et obtient de tester son remède à l'Hôtel-Dieu de Paris. À la suite des bons résultats du remède, Fagon lui délivre un certificat lui accordant « *la permission de s'en servir pour le soulagement des malades attaqués d'hydropisie particulièrement à Marseille et les Ports de mer* » et sollicite sa réintégration.

Maître Antoine Moulinneuf est enfin rétabli sur la galère *La VieilleRéale*... qui ne navigue plus et sert de dépôt pour les chiourmes, c'est-à-dire d'infirmerie et de mouroir pour les forçats infirmes et malades. De plus, il ne perçoit plus que 30 livres par mois.

Puis, il est détaché sur la *Reyne* pendant plusieurs années, s'efface devant les médecins et est remis à 50 livres par mois, sur le bon rapport qu'ils en font. La *Reyne* est cassée et, crise financière oblige, n'est pas remplacée. Mais grâce aux appuis de quelques importants personnages hydropsiques, Moulinneuf est rétabli sur *La Magnanime* le 28 juillet 1701, alors que plusieurs de ses collègues sont réformés. Il rejoint son navire à Cadix où l'escadre des galères restera deux années (1702-1703), se constitue une bonne clientèle espagnole et s'en retourne à Marseille « *avec une grosse quantité de belles pistoles* ».
Veuf à la fin de 1703, il épouse le 26 février 1704, une jeune femme de 19 ans qui lui donnera neuf enfants, dont aucun ne suivra sa trace aux galères.

Il est détaché sur *La Guerrière* pour la campagne de 1704, puis, les galères sortent de moins en moins, leur temps est révolu. Il devient à terre un spécialiste de l'hydropisie, malgré une nouvelle levée de boucliers des médecins du cru, après le décès d'un autre patient, capitaine d'une galère du port. Il fait alors enregistrer l'attestation donnée par Fagon et tous les certificats élogieux de ses capitaines, le 9 novembre 1711, auprès du Parlement d'Aix et bénéficie d'une certaine tranquillité à condition de ne s'occuper que de l'hydropisie.

Il quitte *La Magnanime* le 15 février 1716 et passe sur *La Fleur-de-Lys,* puis prend sa retraite en 1718, à l'âge de 55 ans. Il est rappelé, le 10 août 1720, lors de la terrible épidémie de peste, et ses lettres mentionnent un baume qu'il avait mis au point contre la furonculose et la peste. Hélas, ce baume n'empêchera pas Maître Antoine Moulinneuf de décéder de la peste, un mois plus tard, le 15 septembre 1720.

François Chabert, entré comme chirurgien aux galères en 1689, devint Maître-Chirurgien Juré[15] de la ville de Marseille en 1689, chirurgien Réal des Galères[16] et de leurs hôpitaux en 1703. Il servit pendant 50 ans. En 1689, il commença à rédiger des observations de chirurgie pratique qui furent publiées en 1724.

En 1646, fut construit l'Hôpital royal des forçats qui compta jusqu'à 400 malades. Les chirurgiens étaient au nombre de 37, chacun affecté à une galère et responsable de la décision d'hospitalisation[17].

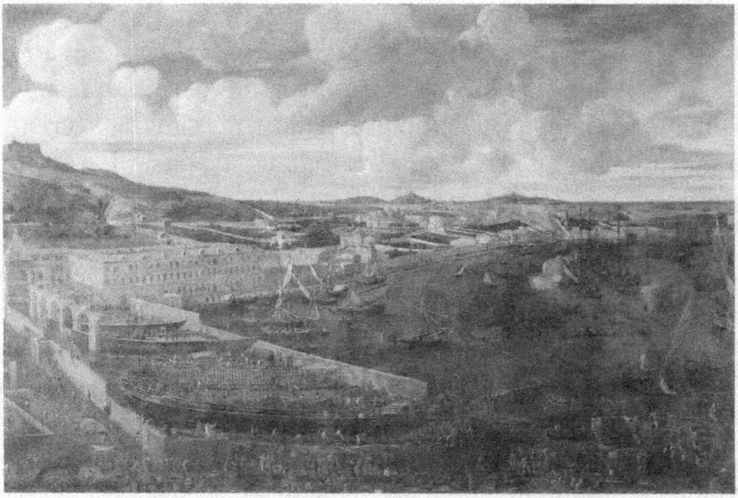

Figure 1 : Arsenal des Galères de la ville de Marseille

[15] Juré se disait autrefois, dans les Corporations, de celui qui avait fait les serments requis pour la maîtrise : chirurgien juré.

[16] Brisou B, Sardet M. Dictionnaire des médecins, chirurgiens et pharmaciens de la Marine. *Service historique de la Défense,* 2010.

[17] Talbot J. *Les chirurgiens des Galères de Marseille.* Thèse pour le doctorat en Médecine, Université de Nantes, année 1979-1980, n° 2490.

Vincent de Paul ou Vincent Depaul, né près de Dax (Landes), le 24 avril 1581 et décédé le 27 septembre 1660 à Paris, reçut du Roi Louis XIII, le 8 février 1619, la charge d'aumônier général des galères et devint un personnage officiel ayant en charge les galériens, mais aussi les forçats de tous les bagnes de France. Il avait été lui-même capturé par des pirates turcs et vendu comme esclave et en conserva une affection profonde pour tous les opprimés. Il fut l'une des figures du renouveau spirituel et apostolique du catholicisme français du XVIIe siècle. Prêtre, il fonda le 12 décembre 1617, à Châtillon, avec les dames aisées de la ville, les *Dames de la Charité* (Confrérie des Servantes et des Gardes des pauvres ou Charité de Châtillon) pour venir en aide aux pauvres. Puis, il fonda en 1625 la Congrégation de la Mission vouée à l'évangélisation des pauvres des campagnes, la congrégation prit ensuite le nom de lazaristes (car demeurant dans le quartier Saint-Lazare de Paris), un ordre toujours actif de nos jours.

Après la peste qui frappa Marseille[18] en 1720, l'Arsenal de Marseille avait été mis en sommeil parce qu'à la fin de l'épidémie, il n'y restait plus qu'une quinzaine de galères et 200 forçats. Les cadavres du quartier de la Tourette avaient été enlevés par les galériens de l'Arsenal des galères réquisitionnés, contaminant un grand nombre d'entre eux.
Après la réunion du corps des galères à la Marine royale par l'ordonnance du 27 septembre 1748, les six galères restantes de Marseille furent transférées à Toulon.

---

[18] La peste de Marseille de 1720 est la dernière grande épidémie de peste en France, apportée par le *Grand-Saint-Antoine*, en provenance du Levant. Elle causa 30 000 et 40 000 décès parmi les 80 000 à 90 000 habitants de la ville. Elle se propagea ensuite dans toute la Provence, où elle fit entre 90 000 et 120 000 victimes parmi une population de 400 000 habitants.

Les chirurgiens navigans

C'est au milieu du XVIIe siècle que, sur les autres types de navire, fut mentionnée la présence de chirurgiens à bord pour de longues traversées. Dans la Marine Royale, on distinguait la présence de chirurgiens embarqués sur des vaisseaux, appelés les « *chirurgiens navigans* », et ceux affectés aux hôpitaux des ports. Les uns et les autres étant dits « *entretenus* », c'est-à-dire rémunérés par le Roi.
Les chirurgiens *navigans* de la marine marchande ou de la marine de guerre étaient de jeunes volontaires, qui n'étaient que passagèrement *navigans*. Ils venaient apprendre leur métier sur la mer. Ils étaient totalement marins, vivant avec l'équipage « *entre ciel et eau* ». Ils furent du temps de la marine à voiles une « *multitude* » et « *seront des oubliés de l'histoire* ».

De 1620 à 1790, les marines européennes ont eu recours à 75 à 80 000 chirurgiens *navigans* civils et 25 000 chirurgiens *navigans*[19] [20]militaires. Soit en deux siècles, un total de 100 000 à 127 000 embarquements.
Parmi les chirurgiens *navigans*, un dixième mourait en mer, un dixième faisait toute sa carrière à la mer, et un cinquième s'installait « aux îles ». La majorité, environ les trois quarts, abandonnait rapidement la navigation pour s'installer à terre.
Les chirurgiens en général et les chirurgiens embarqués en particulier avaient des connaissances très limitées, y compris en anatomie. Ce n'est qu'en 1683 qu'une ordonnance définit l'accès à la fonction de chirurgien avec

---

[19] Goubert J-P. *Les chirurgiens navigans de Saint-Malo*. In : Malades et médecins à Saint-Malo. Presses universitaires de Rennes, 2013, 81-82.
[20] François G. *Les chirurgiens navigants*. Association des Amis du Patrimoine Medica de Marseille (A.A.P.M.M.) https://patrimoine-medical.univ-amu.fr/articles/article_chirurgiennavigant.pdf

un examen d'entrée dans la Marine pour les chirurgiens *navigans* issus des corporations de barbiers.

En 1681, parut une ordonnance de la Marine rédigée par Colbert dans laquelle neuf articles étaient consacrés aux chirurgiens *navigans* des navires, articles qui prévoyaient :
- la présence obligatoire d'un ou deux chirurgiens selon la longueur du voyage et l'importance de l'équipage,
- l'obligation d'un examen du chirurgien par deux maitres-jurés,
- la fourniture d'un coffre de médicaments et pansements par le propriétaire du navire, les instruments étant à la charge du chirurgien. Le coffre devait être visité avant le départ par le plus ancien maître chirurgien du lieu et par le plus ancien apothicaire, à condition qu'il n'ait pas fourni les médicaments,
- l'obligation de déclaration de toute maladie contagieuse qui se déclarerait pendant le voyage,
- l'interdiction de recevoir des honoraires du personnel du navire,
- l'engagement de ne pas quitter le vaisseau avant la fin du voyage.

Les modalités de l'examen comportaient, outre les questions orales, la réalisation de diverses opérations chirurgicales.

Une nouvelle ordonnance royale fut publiée en 1768, car de nombreux abus et des fraudes étaient constatés concernant en particulier les coffres de mer, les médicaments étant revendus et remplacés par des drogues périmées et les instruments empruntés pour la visite et remplacés par des instruments en mauvais état avant le départ du navire. En 1778, Mauran, maître-es-arts et en chirurgie, écrivait dans son ouvrage intitulé « Essai sur les maladies qui attaquent le plus communément les gens de mer » : « *De nombreux capitaines, s'ils embarquent un chirurgien, préfèrent un ignorant dans son art pourvu qu'il ait déjà navigué et qu'il puisse aider à la manœuvre, à celui qui est en état de traiter les malades et n'a point encore navigué* ». Il ajoute : « *Enfin, j'ai moi-même entendu dire souvent à divers capitaines qu'ils n'embarquaient un chirurgien que pour leur faire la barbe et au besoin une saignée. Il ne faut donc point s'étonner s'il meurt un grand nombre de malades tant par le manque de chirurgien que par l'ignorance de ceux qui sont préférés* ».

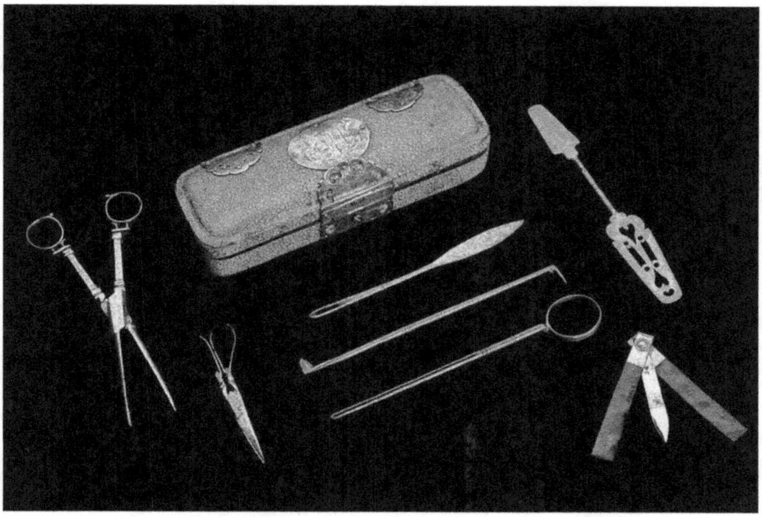

Figure 2 : Trousse de chirurgien-barbier (1650-1700)

Pierre Justin Santy[21] (1814 - vers 1869), l'un des derniers chirurgiens *navigans*.

Pierre Julien Santy est né le 25 octobre 1814 à Mèze dans l'Hérault. Son père, Martin Louis Gervais, docteur en médecine, ne reconnut son fils que dix-sept ans après sa naissance. Santy a vraisemblablement suivi les cours de

[21] Brisou B, Sardet M. *Op. cit.* p. 728

l'École de Chirurgie de Toulon, car il a publié dans les *Annales maritimes et coloniales*[22], de 1837, un article intitulé : « *De la nostalgie à bord des navires de guerre* ». Ayant passé l'examen des chirurgiens *navigans* au Havre le 12 juillet 1836, il embarqua sur un baleinier pour une campagne exceptionnellement longue de vingt-deux mois, au lieu des quatorze mois habituels. Il soutint sa thèse de doctorat en médecine à Montpellier en novembre 1838 sur : *Des maladies les plus fréquentes à bord des navires baleiniers et leur traitement.* En 1840, il publia à Marseille un ouvrage de quatre cent dix pages intitulé : *Le Médecin des navigateurs ou Manuel d'hygiène et de thérapeutique à l'usage de la marine du commerce*. Il reçut une récompense nationale pour ses services pendant l'épidémie de choléra dans les départements du Sud. Sa trace se perd avant de le retrouver installé en Corse à Ajaccio en 1869 élevant des vers à soie.

Conséquence des découvertes par les premiers navigateurs, le phénomène « *chirurgien navigans* » se développa dans tous les pays européens, explosant d'abord vers l'océan Indien et vers l'océan Atlantique, puis vers l'océan Pacifique.

Des chirurgiens *navigans* de la flotte marchande à voile, l'histoire a retenu, en particulier, les noms des chirurgiens *navigans* bretons[23] :
- le premier chirurgien *navigans* français connu est Jean Bicherel, de Pont-l'Évêque, qui partit de Honfleur en 1503, sur *l'Espoir,* arriva au Brésil et mourut sur la route du retour près des Açores.
- les chirurgiens[24] de Jacques Cartier (1491-1557) : François Ripault, qui réalisa la première autopsie navale

[22] Les *Annales maritimes et coloniales* ont paru de 1816 à 1847.
[23] Brisou B, Sardet M. *Op. cit.*

française pratiquée en 1529 sur le marin Philippe Rougemont mort du scorbut ; François Guitaut qui a réalisé la première autopsie sur le sol canadien, en 1535, sur le marin Desseaux.

- deux autres chirurgiens *navigans* furent associés à l'histoire du Canada français[25] (La Nouvelle-France) : Bonnerme qui accompagnait Champlain lors de la fondation de Québec en 1608 ; Jean Pouppée, « *le chirurgien de l'amiral Courpon qui fut prêté à Maisonneuve pour accompagner celui-ci et Jeanne Mance lors de la fondation de Ville-Marie en 1642* ».
- Jean-Guillaume Chifoliau (1716-1799) qui, après une dizaine d'années de navigation dont certaines à la Compagnie des Indes, posa « son sac à terre » et devint lieutenant du Premier Chirurgien du Roi à Saint-Malo et chirurgien en chef de l'Hôtel-Dieu.
- François Guyot (1742-1816), chirurgien *navigans* sur un navire corsaire puis à bord des navires négriers. En 1778, il s'installa à terre. Il présenta en 1781 à l'Académie Royale de Chirurgie l'observation d'un ver conjonctival qui frappe de cécité les Noirs ou ver africain de l'œil.
- Jacques-François Broussais (1734-1795), chirurgien *navigans* pour les campagnes de pêche fut « *levé* » en 1757 pour rejoindre, contre son gré, Brest et le service du Roi à l'occasion de l'arrivée de l'escadre de Dubois de Lamothe qui ramenait des milliers de marins atteints par le scorbut et le typhus. Broussais fut aide-chirurgien de la Marine Royale jusqu'en 1763. Retrouvant sa liberté, il fit de nouveau campagne à Terre-Neuve jusqu'en 1775-1776, puis s'installa à Pleurtuit, près de Dinan, à l'âge de 41 ans. Patriote très actif sous la Révolution, il fut assassiné, ainsi que son épouse, par les Chouans, dans la nuit de Noël 1795.

---

[24] Marcel J. Rheault. *La médecine en Nouvelle-France : les chirurgiens de Montréal, 1642-1760*. Éditions du Septentrion, 2004. ISBN 2-89448-402-X.

[25] Marcel J. Rheault. *Ibid.*

Au XVIIIe siècle, avec l'accroissement de la flotte de commerce, le nombre des chirurgiens *navigans* ne suffisait plus à couvrir les besoins de la marine marchande[26]. Afin de pallier ce manque, furent alors publiés des ouvrages destinés, en l'absence de chirurgien, à aider les capitaines. Ces ouvrages étaient appelés « les médecins de papier ».
Puis, le nombre des chirurgiens de la marine de guerre augmenta considérablement en 1763 pour la Guerre de sept ans et en 1775 pour la guerre aux Amériques. Un fichier fait état de 1 290 noms et d'une liste alphabétique de 1 920 chirurgiens navigants brestois[27] en 1780-1790.

La piètre qualité de la formation des chirurgiens *navigans* tant de la marine marchande que de la marine de guerre donna lieu à des tentatives plus ou moins éphémères d'organisation de l'enseignement. Puis, un médecin de la Marine Royale, Jean Cochon-Dupuy (1674-1751), prit réellement conscience au début du XVIIIe siècle de la nécessité d'une meilleure formation des chirurgiens[28] et créa la première école au monde de Chirurgie Navale à Rochefort en 1722.

Les chirurgiens *navigans* issus de l'École de Chirurgie de Rochefort furent employés principalement à bord des navires de guerre ou des navires d'expéditions lointaines, parfois à bord des navires de la Compagnie des Indes. Ils

---

[26] Kerneis J-P. *Histoire de la Médecine navale à travers les « chirurgiens navigans ».* Histoire de la Médecine, de la Pharmacie, de l'Art Dentaire et de l'Art vétérinaire. Albin Michel/Laffon/Tchou, Tome VIII, pp. 216-239.
[27] Le Néel J.-Cl. *Les chirurgiens navigants de la Marine royale à Brest dans les dernières années de l'Ancien Régime (1780-90).* Thèse de médecine, Nantes 1966-1967. *Revue d'histoire des sciences* 1968 ; 21-4 : 362-363.
[28] De Ladebat Ph. *Les chirurgiens navigants sur les navires du Roi. Dans les batailles navales du XVIIIe siècle.* Éditions Thisa, 2016.

étaient désignés comme « chirurgiens entretenus » pour les différencier des chirurgiens civils embarqués, dits « de levée », sans contrat. Les chirurgiens entretenus étaient souvent des « hommes des lumières » à la fois, chirurgiens, philosophes, naturalistes[29] ou botanistes *« Au début du XVIIIe siècle, les chirurgiens n'étaient encore que des barbiers. À la fin du siècle, ils sont devenus des anatomistes, des cliniciens, des pathologistes* ».

Alors que les médecins restaient à terre, les apothicaires comme les chirurgiens étaient embarqués. Ce furent les apothicaires « *navigans* » qui étaient, dès le XVIe siècle, chargés d'assurer l'approvisionnement en substances et en préparations médicamenteuses propres à soigner les affections « à bord », à améliorer l'alimentation, à conserver les aliments ainsi qu'à la dératisation et à la désinsectisation[30]. Ils se sont passionnés pour les plantes médicinales et ont largement participé à la création des jardins botaniques dans les ports[31].

---

29 Sardet M. *Naturalistes et explorateurs du Service de santé de la marine au XIXe siècle*. Pharmathèmes, Paris 2007, 285 P.

30 Reynier L-M. Les pharmaciens-chimistes de la Marine. *ASNOM* 2007, 113, 26-30.

31 Burnat P. De l'Apothicaire au Pharmacien des Armées. *Médecine et Armées* 2008 ; 36 : 475-486.

LES HÔPITAUX ET ÉCOLES DE CHIRURGIE NAVALE DES TROIS GRANDS PORTS AU XVIIE SIÈCLE : ROCHEFORT, TOULON, BREST

Au XVIIe siècle, la Marine connut, avec Louis XIV et son ministre Colbert, un développement important. La création ou le développement des hôpitaux maritimes devint une évidente nécessité, compte tenu des accidents, des maladies et des épidémies affectant tant le personnel embarqué que celui à terre. L'ordonnance royale du 15 avril 1689 créa deux hôpitaux, l'un pour le Ponant à Rochefort ; l'autre pour le Levant à Toulon, en attendant ceux de Brest et d'autres ports.

Les hôpitaux maritimes ont connu une grande activité tout au long du XVIIIe siècle avec les guerres de succession d'Autriche[32] (1744-1748), la guerre de Sept ans[33] (1756-1763) et d'Amérique (1778-1783), mais aussi au gré des épidémies de scorbut et de typhus importées par les escadres revenant des Amériques. L'ouverture des Écoles de Chirurgie navale a beaucoup contribué à l'excellente réputation de ces hôpitaux où était dispensé un enseignement pratique.

---

[32] Guerre de Succession d'Autriche (1740-1748) : conflit européen né de la contestation par des États qui y avaient souscrit, de la Pragmatique Sanction par laquelle l'empereur Charles VI du Saint-Empire léguait à sa fille Marie-Thérèse d'Autriche les États héréditaires de la maison de Habsbourg. Elle opposa deux coalitions : Prusse, Bavière et France, d'une part ; Autriche, Grande-Bretagne, Provinces-Unies et Russie, d'autre part.

[33] Guerre de Sept Ans (1756-1763) : conflit européen majeur, opposant les grandes puissances européennes regroupées en deux systèmes d'alliance, sur des théâtres d'opérations situés sur plusieurs continents : Europe, Amérique du Nord, Inde. Ce conflit fit presque entièrement disparaître le premier empire colonial français, en Amérique du Nord et en Inde.

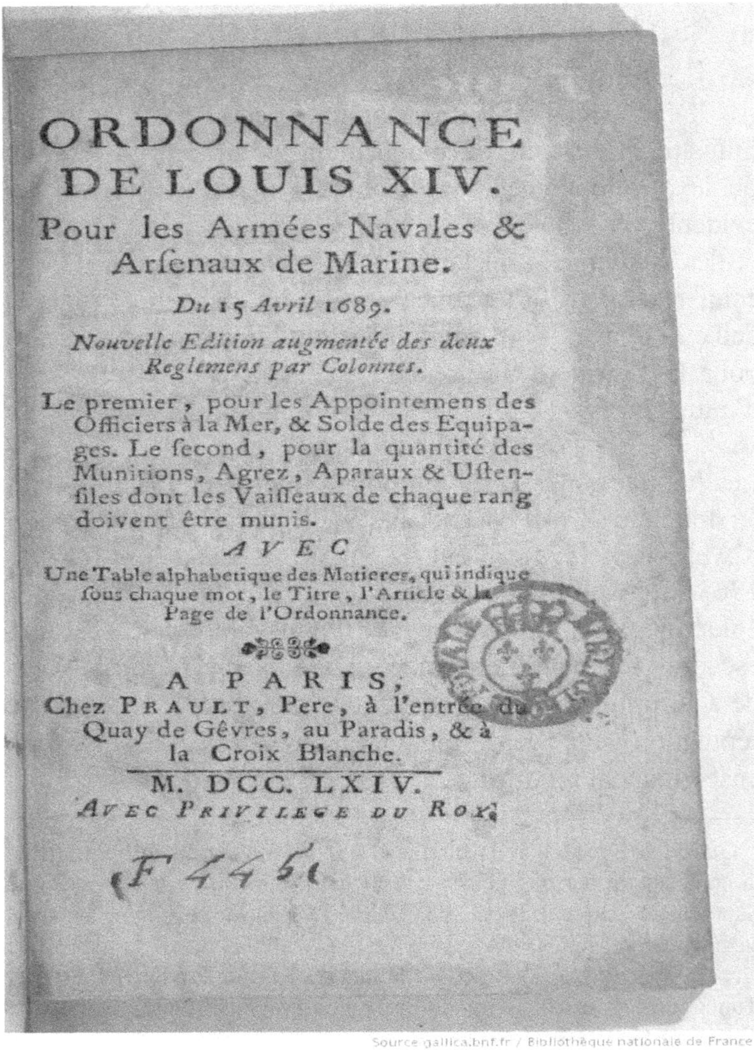

ORDONNANCE
DE LOUIS XIV.
Pour les Armées Navales &
Arſenaux de Marine.

Du 15 Avril 1689.

Nouvelle Edition augmentée des deux Reglemens par Colonnes.

Le premier, pour les Appointemens des Officiers à la Mer, & Solde des Equipages. Le ſecond, pour la quantité des Munitions, Agrez, Aparaux & Uſtenſiles dont les Vaiſſeaux de chaque rang doivent être munis.

AVEC

Une Table alphabetique des Matieres, qui indique ſous chaque mot, le Titre, l'Article & la Page de l'Ordonnance.

A PARIS,
Chez PRAULT, Pere, à l'entrée du Quay de Gêvres, au Paradis, & à la Croix Blanche.

M. DCC. LXIV.
AVEC PRIVILEGE DU ROY.

Figure 3 : L'ordonnance royale du 15 avril 1689.

L'Hôpital maritime et l'École de Chirurgie navale de Rochefort

La flotte du Roi de France devait pouvoir rivaliser avec les flottes anglaise et hollandaise. Le 25 mai 1666, Jean-Baptiste Colbert décida que le port et l'arsenal sur l'Atlantique seraient fixés à Rochefort[34]. Charles Colbert de Terron (1628-1684), cousin de Colbert et intendant général des armées du Ponant, prit possession de la terre de Rochefort. Les travaux de construction de l'arsenal débutèrent en mars 1665 avant l'expropriation du site. La ville de Rochefort, accolée à l'arsenal fut ainsi créée qui comptait 2 700 habitants en 1669. L'état sanitaire y était pourtant catastrophique. Il n'y a pas d'eau potable, la fièvre des marais (le paludisme endémique), le scorbut, le typhus, la variole, le choléra et d'autres maladies infectieuses entraînaient une forte mortalité. Devant cette situation sanitaire dramatique, Colbert du Terron demanda l'ouverture d'un hôpital.

L'Hôpital maritime

Charles Colbert du Terron.

Cousin germain de Colbert, il est né à Reims le 19 mars 1628. Vers 1660, alors que le port de Brest était terminé, Louis XIV souhaitait établir un autre port et un arsenal pour abriter la flotte du Ponant. Plusieurs sites furent envisagés : La Rochelle, Tonnay-Charente… C'est Colbert du Terron, intendant de la Marine, qui joua un rôle essentiel dans le choix du site de Rochefort pour y bâtir le troisième grand arsenal de la Marine après Toulon et Brest. Le site de Rochefort était protégé par la barrière naturelle qu'est l'île

[34] Barabé P. Rochefort : de la fondation de la ville à la création de son arsenal et de son École de Médecine. *ASNOM* 2022 ; 144 : 15-19.

d'Oléron et pouvait être facilement défendu par les circonvolutions du fleuve qui font bouclier. En 1665, la décision fut prise et les travaux durèrent sept ans. François Blondel (1618-1686), ingénieur du Roi pour la marine, se vit confier les plans de la ville et l'ingénieur des fortifications Louis Nicolas de Clerville (1610-1677) dirigea les travaux.
Colbert de Terron fut nommé intendant général des armées navales du Ponant le 17 avril 1666. Il est décédé à Paris le 9 avril 1684.

Dès le 15 novembre 1666, un hôpital fut ouvert à Tonnay-Charente dans le prieuré Saint-Éloi. Très éloigné de l'arsenal, il fut rapidement débordé, car il ne comportait que 40 lits.
En 1673, il fut décidé de bâtir à Rochefort à proximité de l'arsenal, un hôpital de la Marine qui ne fut ouvert qu'en 1683. Connu sous le nom d'Hôpital Charente, il était situé près de la porte Charente, non loin de la rivière, également dans un lieu malsain. Sa capacité de 200 lits fut portée à 264 lits en 1693 au moment de la grande épidémie de 1693-1694, qui associa toutes les épidémies[35] : « *La rougeole et la variole noire, la fièvre maligne pourprée, et la fièvre pestilentielle qu'il faut nommer de leur vrai nom : typhus et peste* ».

L'Hôpital était sous la dépendance directe de Michel Bégon[36] (1638-1710), intendant de la Marine du port de Rochefort de 1688 à 1710. Bégon a été, avec Colbert du

---

35 Bourru J.H. *Épidémie de Rochefort en 1693-1694*. Lecture faite en séance publique de l'Académie de La Rochelle, le samedi 5 février 1881.

36 Freiche A. Michel Bégon - *Un illustre méconnu, bâtisseur de Rochefort, ville de la Marine de Louis XIV*. Éditions Rupella 2006. ISBN 2-86474-083-4.

Terron, le principal acteur de la ville et de l'arsenal de Rochefort. L'intendant de marine avait, en effet, autorité sur tout l'arsenal et sur la ville, ainsi que sur la direction de l'hôpital.

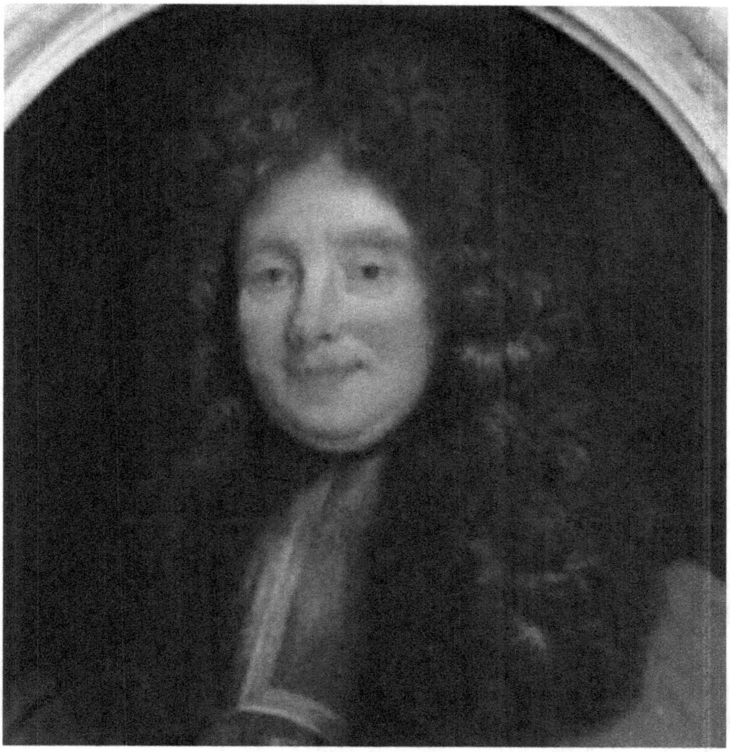

Figure 4 : Michel Bégon (1638-1710).

Michel Bégon, intendant de la Marine du port de Rochefort.

Il est né à Blois le 25 décembre 1638 dans une famille qui appartenait à la noblesse de robe, tant de justice que de finance. Après des études de droit à Paris, il devint garde

des Sceaux du présidial[37] de Blois en 1662, puis président du tribunal en 1667. Il entra tardivement dans la marine vers l'âge de 40 ans quand Colbert le nomma trésorier de la marine du Levant à Toulon en 1677. Il était le cousin germain de Marie Charron, épouse de Colbert.
En 1680, il devint commissaire général de la marine à Brest, puis en 1681 au Havre. Il fut intendant de Saint-Domingue de 1682 à 1685. À son retour, il fut nommé intendant des galères du Roi à Marseille.
En 1686, il devint intendant de Rochefort succédant à Pierre Arnoul (1651-1719) qui, après avoir administré les ports de Marseille, en particulier l'arsenal des galères, avait été successivement intendant à Toulon, Le Havre, Bayonne et Rochefort (de 1683 à 1688). Il avait installé à Rochefort l'hôpital qui était jusque-là situé à Tonnay-Charente.

Avec Colbert du Terron, Michel Bégon va considérablement développer la ville, le port et l'arsenal de Rochefort. « *Il trouva la ville naissante en bois. Il la laissa en pierre* ». Conscient de l'importance de confier la santé à un médecin expérimenté, il trouva à La Rochelle en 1704, Jean-Cochon Dupuy, médecin ordinaire du Roi dans la province d'Aunis qui conçut le principe totalement innovant d'un enseignement théorique et pratique pleinement intégré à l'activité hospitalière : « *Un hôpital qui soigne et un hôpital qui instruit*[38] ».

Michel Bégon était un collectionneur, passionné de botanique. C'est en son honneur que le botaniste Charles Plumier (1646-1704) baptisa une fleur, nouvellement

[37] Présidial : tribunal d'appel des bailliages ordinaires, érigés à la fin du créé au XVIe siècle dans les bailliages les plus importants, et jugeant des affaires de modeste importance.
[38] Association Amicale Santé Navale et Outre-Mer (*ASNOM*) 2022 ; 144 ; 21-27.

découverte en Amérique Centrale, le bégonia. Charles Plumier avait effectué trois voyages dans les Amériques entre 1689 et 1697 et était décédé au cours du quatrième voyage en 1712.
Bégon vendit sa collection composée de médailles et d'estampes au Roi en 1770. Elle se trouve toujours au département des Estampes de la Bibliothèque nationale de France.

Michel Bégon est décédé à Rochefort le 14 mars 1710.

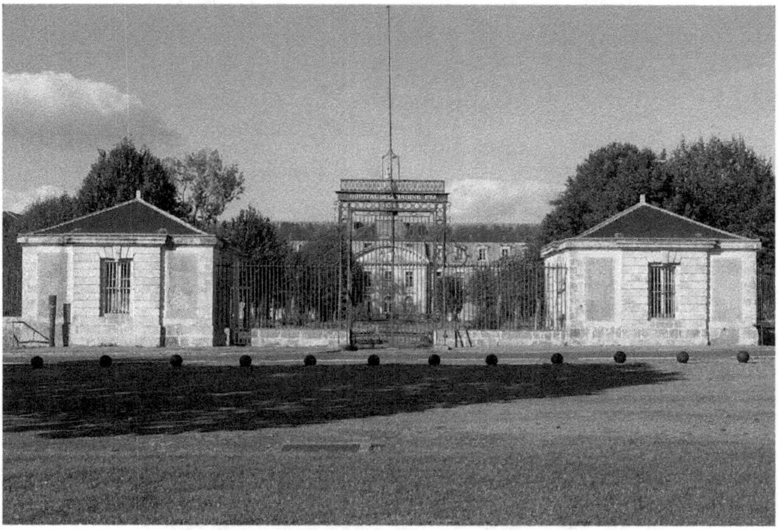

Figure 5 : Hôpital de la Marine à Rochefort.

Les Sœurs de Saint-Vincent-de-Paul furent chargées de soins aux malades, sous la direction du médecin du port, premier médecin de la Marine, assisté d'un second médecin ; du chirurgien-major assisté d'un aide-major, d'un chirurgien ordinaire et de cinq aides-chirurgiens ; du maître apothicaire, premier apothicaire de la marine, assisté d'un second apothicaire.

L'Hôpital recevait les marins, soldats, ouvriers du Port et d'une façon générale tout le personnel attaché à la Marine. La population civile y fut admise jusqu'en 1733, car il n'y eut pas d'hôpital civil à Rochefort avant 1731.

Voici les médecins de l'Hôpital maritime de Rochefort dont les noms nous sont parvenus :
- Pierre Chirac[39] (1650-1732).
- Antoine Gallot[40] (1656-1712).
- Jean Cochon-Dupuy[41] (1674-1757).

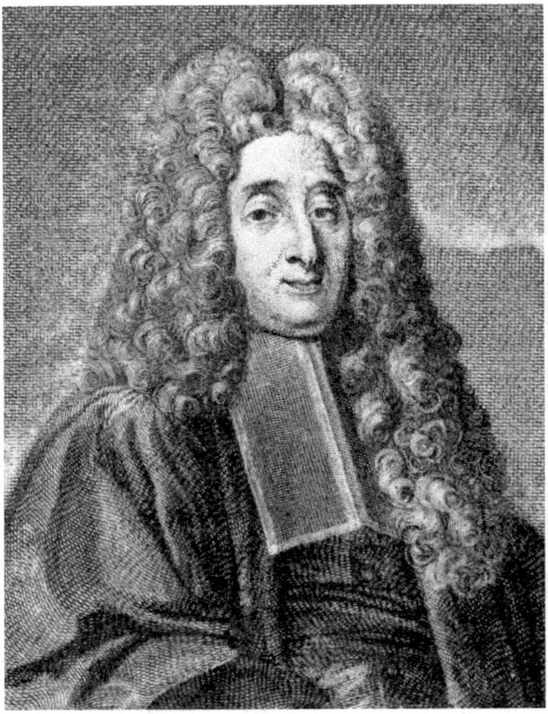

Figure 6 : Pierre Chirac.

---

[39] Brisou B, Sardet M. *Dictionnaire des médecins, chirurgiens et pharmaciens de la Marine.* Service historique de la Défense, 2010, p. 188.
[40] *Ibid.* p. 346.
[41] *Ibid.* p. p. 197-198.

Pierre Chirac, médecin de l'Hôpital maritime de Rochefort.

Né à Conques, en Auvergne, en 1650, il fit ses études à la Faculté de médecine de Montpellier, soutint sa thèse en 1683 et devint professeur quatre ans plus tard. Il fut appelé en février 1694 par l'intendant Michel Bégon à Rochefort comme premier médecin de la Marine au moment de la grande épidémie, pour combattre « *les fièvres pestilentielles* ». Il tomba lui-même malade d'une « *fièvre pourprée* ». Il décida de quitter Rochefort au bout d'un an, ayant eu, dit-on, à se plaindre des procédés hautains de l'intendant à son égard. La Marine perdit un grand médecin qui poursuivit sa carrière à l'ombre du duc d'Orléans, futur régent, qu'il suivit comme médecin de l'armée en Italie et en Espagne. Il devint Médecin du Roi Louis XV (1715-1774) en 1730 et décéda en 1732.
Il avait été nommé membre de l'Académie Royale des Sciences[42] en 1699. Il avait écrit un « *Traité des maladies malignes, des fièvres pestilentielles et autres, avec des consultations sur plusieurs sortes de maladies* » qui ne fut publié qu'après sa mort en 1742, ainsi qu'un ouvrage en trois volumes intitulé : « *Dissertations et consultations médicinales* » publié en 1744-1755 et qui se trouvent actuellement à la bibliothèque de la Marine à Rochefort.

[42] Créée en 1666 par Colbert et placée sous la protection de Louis XIV. En 1676, l'Académie avait publié un ouvrage fondateur pour la botanique en France, intitulé *Mémoires pour servir à l'histoire des plantes*. Dissoute en 1793 par la Convention, sous Louis XVIII (1755-1824), l'Académie reprit son titre et fut organisée en deux grandes divisions : sciences mathématiques et sciences physiques, dont la section botanique.

Antoine Gallot.

Il est né en 1656, docteur en médecine, il exerçait à La Rochelle quand il s'en vint à Rochefort en 1689. Dès 1692, il avait eu à La Rochelle l'expérience de leçons publiques de chirurgie, de botanique et de pharmacie données aux chirurgiens des navires de commerce, les chirurgiens *navigans*.
Nommé en 1694, second médecin de la Marine, il devint premier médecin du port au départ de Pierre Chirac. Il créa en 1697, à l'initiative de Michel Bégon, un jardin botanique dans l'enceinte de l'hôpital de Rochefort. Il est décédé en 1712.

Jean Cochon-Dupuy (1674-1757), fondateur de l'École de chirurgie de Rochefort.

Il naquit à Niort le 11 avril 1674, fils d'un médecin originaire de La Rochelle, devenu maire de Niort. Après ses études à la faculté de médecine de Toulouse, docteur en médecine, il s'installa à La Rochelle comme médecin ordinaire du roi. Il se fit rapidement une solide réputation. À l'initiative de Philippe Le Valois, marquis de Villette-Mursay (1632-1707), lieutenant général des armées navales commandant la marine à Rochefort et de l'intendant Michel Bégon, il fut nommé en 1704 second médecin à Rochefort, puis premier médecin en 1712, à la mort d'Antoine Gallot. Réalisant le niveau médiocre des chirurgiens embarqués, il conçut le projet de créer une École de chirurgie qui ouvrit ses portes en 1722. L'enseignement y était polyvalent. Cochon-Dupuy rédigea pour les élèves des cours, des manuels, des livres portant sur l'anatomie, les opérations de chirurgie et un formulaire des médicaments. Il fut élu membre correspondant de l'Académie royale des sciences en 1726 et créa en 1741 le jardin botanique de Rochefort.

En 1745, l'escadre de François de Signier, dit le Bailli[43] de Piosin (1674-1751) arriva de Louisbourg en Acadie avec une épidémie de fièvre jaune à bord. Cochon-Dupuy n'y put rien malgré son savoir-faire. L'hôpital perdit 150 chirurgiens, apothicaires et aumôniers, alors que la ville de Rochefort compta 3 000 victimes. Louis XV (1710-1774) lui fit remettre en 1753 des lettres de noblesse, enregistrées en 1755, en remerciement de son inlassable dévouement au service de l'École de médecine navale de Rochefort.

Il mourut le 10 novembre 1757, à l'âge de 83 ans.

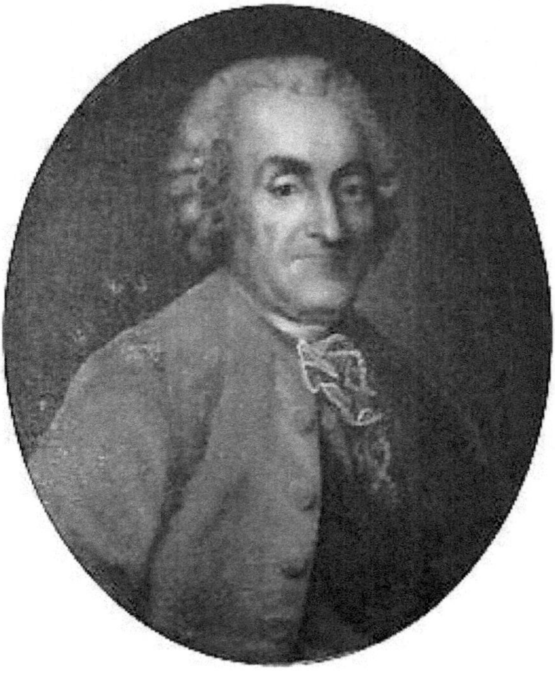

Figure 7 : Jean Cochon-Dupuy

[43] Un bailli est le représentant d'une autorité sur un territoire. Baillis et sénéchaux étaient, en France, des officiers royaux exerçant par délégation les pouvoirs de justice et militaires sur une province du royaume.

Les chirurgiens-majors de l'Hôpital maritime sont cités dans plusieurs articles, mais nous ne connaissons pas les noms des chirurgiens à Rochefort jusqu'en 1691, excepté François Boucillon - dit Fondalon - et Blaise Conseil. Seul, est inscrit dans le *Dictionnaire des médecins, chirurgiens et pharmaciens de la Marine* (Service historique de la Défense, 2010) Jean-Jacques La Haye[44] (1703-1765).

Jean-Jacques La Haye (1703-1765).

Né en 1703 à Rochefort, il entra dans la Marine en 1718, fut embarqué comme deuxième chirurgien entre 1721 et 1727. De retour à Rochefort, il fut nommé démonstrateur d'anatomie et de chirurgie en 1729, puis chirurgien entretenu en 1730. Il fut envoyé se perfectionner à Paris en 1734 chez le chirurgien Sauveur-François Morand[45] (1697-1773), chirurgien-en-chef de l'hôpital des Invalides, en particulier pour l'opération de la taille[46]. Il devint chirurgien-major à Rochefort en 1742. Déçu de n'avoir pas obtenu, à la mort de Jean Cochon-Dupuy, la direction de l'École de Chirurgie, il fonda sa propre École en ville de Rochefort, tout en restant chirurgien-major. Il décéda en 1765.
Il avait été membre correspondant de l'Académie royale de chirurgie en 1754.

[44] Brisou B, Sardet M. *Op. Cit.* p. 452.
[45] Morand avait publié en 1728 à Paris le « Traité de la taille du haut appareil ».
[46] Opération de la taille : opération qui consiste à inciser la chair et la vessie pour extraire une pierre. Sa dénomination actuelle est cystotomie.

L'apothicaire Louis Morisseau[47] [48] fut l'initiateur du service de l'apothicairerie navale en 1673. « *Le maître-apothicaire avait pour mission de composer les remèdes pour l'hôpital et les équipages*[49]*. Il garnissait ainsi les coffres des vaisseaux en instance d'appareillage et dressait un inventaire visé par le chirurgien-major qui était tenu de consigner sur un journal les maladies observées et les médicaments prescrits* ».

Louis Morisseau.

Il était établi à Rochefort depuis 1666 lorsqu'il fut attaché à la Marine en 1672. En 1673, il fut chargé du service de l'apothicairerie et de la fourniture des médicaments à l'hôpital « Charente ». Il produisit un état complet des « *Remèdes nécessaires dans le coffret de l'hôpital* » qui figure dans un document conservé à la Bibliothèque nationale (Mélanges Colbert), document qui donne une longue liste très détaillée des produits médicamenteux nécessaires « *au coffre pharmaceutique* ». C'est une véritable illustration de la pharmacopée du XVIIe siècle et un précieux document pour l'histoire de la médecine en général et de la médecine navale en particulier.

En 1683, date de l'entrée en fonction du premier hôpital de la Marine à Rochefort, le nom de Morisseau dans les

[47] Sardet M. La santé au port de Rochefort aux XVIIe et XVIIIe siècles. *Bulletin de l'Amicale Santé Navale et d'Outre-Mer (ASNOM)* 1997,92 : 33-39.
http://www.asnom.org/media/Bulletin_133_sante_port_Rochefort.pdf

[48] Brisou B, Sardet M. *Op. Cit.* p. 591.

[49] Rambaud P. *Le Règlement du 10 juin 1683 pour la fourniture des médicaments à l'hôpital de Rochefort et aux vaisseaux du Roi :* Archives historiques de l'Aunis et de la Saintonge, *tome XI-XII. Revue d'Histoire de la Pharmacie, Année 1913, 2 pp. 23-24.*

documents qui détaillent le rôle de l'apothicaire n'apparaît plus.
Retenons que Morisseau a été l'initiateur de la pharmacie navale[50].

Outre leurs fonctions hospitalières, le premier médecin et le chirurgien major avaient en charge, en collaboration avec l'intendant, l'examen des candidats aux fonctions de chirurgiens de la Marine embarqués, *les chirurgiens navigans*, suivant l'ordonnance royale de 1642 *qui préconise la présence d'un chirurgien à bord des vaisseaux de guerre.*

L'Hôpital Charente devint rapidement trop petit, compte tenu du grand nombre de malades et de blessés au cours des expéditions guerrières. Le secrétaire d'État à la Marine, Charles de la Croix, marquis de Castries (1727-1801), admit la nécessité d'un nouvel hôpital en 1782 et le Roi Louis XVI (1754-1793) donna son accord en 1783. Le plan fut établi par l'ingénieur et architecte Pierre Toufaire (1739-1794). L'Hôpital « Toufaire » était situé en dehors de la ville au lieu-dit La Butte. Prévu pour accueillir 1 200 malades, il fut inauguré en 1788.

C'était un hôpital de type pavillonnaire, le premier de ce type en France. Les malades atteints d'une même affection étant regroupés dans un même pavillon afin d'éviter la contagion[51]. Ainsi, les galeux et les vénériens étaient

[50] G. et P. Bondois G. et P. *Contribution à l'histoire de Rochefort, L'hôpital de la Marine à Rochefort, et l'apothicaire Morisseau (1672-1683).* Rochefort : imprimerie de A. Thoyon-Thèze, 1923. Extrait de : "Bulletin de la société de géographie de Rochefort".
[51] Bahaud Philippe. *Les chirurgiens navigans de la Marine Marchande et de la Marine Royale, à Rochefort, dans la deuxième partie du XVIIIe siècle.* Thèse pour le doctorat en Médecine, Université de Nantes, 1971, n°893.

hospitalisés à part, ainsi que les malades du bagne qui avait ouvert ses portes en 1766.

Mais l'Hôpital était rapidement « encombré » en cas d'épidémies ou lors de l'arrivée des escadres avec un grand nombre de malades et de blessés.

L'ordonnance de 1683 définit l'accès à la fonction de chirurgien avec un examen d'entrée dans la Marine pour les chirurgiens *navigans* issus des corporations de barbiers. Les conditions d'exercice de ces chirurgiens-barbiers étaient difficiles : « *Dans la pratique, leur situation est souvent dramatique : ils doivent assumer la triple fonction de chirurgien, médecin et apothicaire (opérations mutilantes sans anesthésie, ni asepsie, équipages décimés par des maladies qu'ils peuvent à peine nommer, remèdes administrés à l'inefficacité constante) »*. La question de leur formation se posait.

Bien qu'ils soient soumis à des examens « *afin qu'il en soit reçu que de capables des fonctions auxquelles ils sont destinés* », la formation des chirurgiens était jugée insuffisante par les états-majors. L'intendant Michel Bégon avait remarqué un jeune médecin de trente ans, docteur en médecine de la Faculté de Toulouse, Jean Cochon-Dupuy, installé à La Rochelle. Il lui proposa le poste de médecin de la Marine à Rochefort, en remplacement d'Antoine Gallot[52].
Premier médecin à Rochefort en 1712, Jean Cochon-Dupuy prit rapidement conscience de l'insuffisance des connaissances des chirurgiens embarqués et de la nécessité de leur

[52] Jaubert D. De Michel Bégon à Jean et Gaspard Cochon-Dupuy : La naissance de l'enseignement de la médecine navale. *ASNOM* 2022 ; 144 : 25-27.

apporter une instruction théorique et pratique suffisante avant tout embarquement.

Le 13 janvier 1715, il adressa au Secrétaire d'État à la Marine, Jérôme Phélypeaux, comte de Ponchartrain (1674-1747), un rapport proposant que « *les hôpitaux maritimes pourraient devenir des asiles pour les malades et des écoles pour les jeunes chirurgiens, où ils pourraient s'instruire non seulement sur l'anatomie et les opérations de chirurgie, mais encore acquérir des connaissances sur les maladies internes et sur la composition des remèdes et sur les doses auxquelles on les administre. Il ne suffit pas, en effet, aux chirurgiens-majors des vaisseaux à savoir la pure chirurgie puisqu'ils sont obligés de servir aussi comme médecins et comme apothicaires* ».
Toutefois, il s'écoula plusieurs années avant d'obtenir une réponse. En effet, Louis XIV mourut le 1er septembre 1715, et la régence de Philippe d'Orléans (1674-1723) de 1715 à 1723 pendant la minorité de Louis XV (1710-1774), passe pour avoir été une période de régression du Royaume.

L'École de Chirurgie navale

Jean Cochon-Dupuy ouvrit l'École de Chirurgie de Rochefort qui fut inaugurée le 5 février 1722, à l'occasion de *« l'inauguration d'un amphithéâtre destiné aux leçons publiques d'anatomie et de chirurgie »*. Cette École fut la première du genre, au monde.

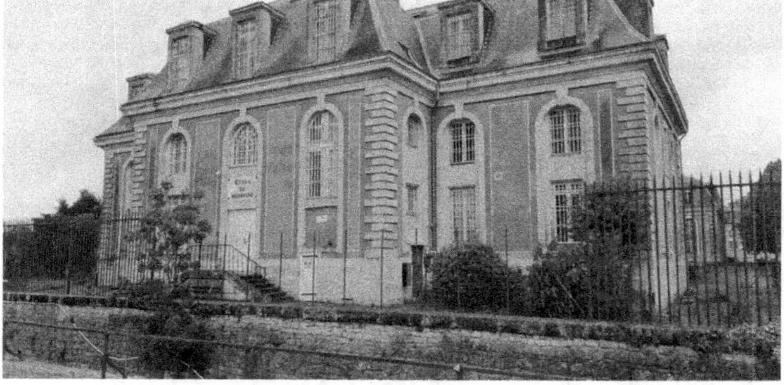

Figure 8 : École de chirurgie de Rochefort.

En 1727, Jean Frédéric Phélypeaux (1701-1781), comte de Maurepas (1701-1781), fils de Jérôme, comte de Ponchartrain, secrétaire d'État à la Marine de Louis XV de 1723 à 1749, visita l'École, assista à deux leçons dans l'amphithéâtre et à une démonstration de dissection par les élèves. Il fut enthousiasmé, louant la qualité du corps enseignant et le dynamisme des élèves.

L'École de Rochefort fut considérée comme un modèle pour les futures Écoles de Chirurgie navale de Toulon créée en 1725 et de Brest créée en 1731.

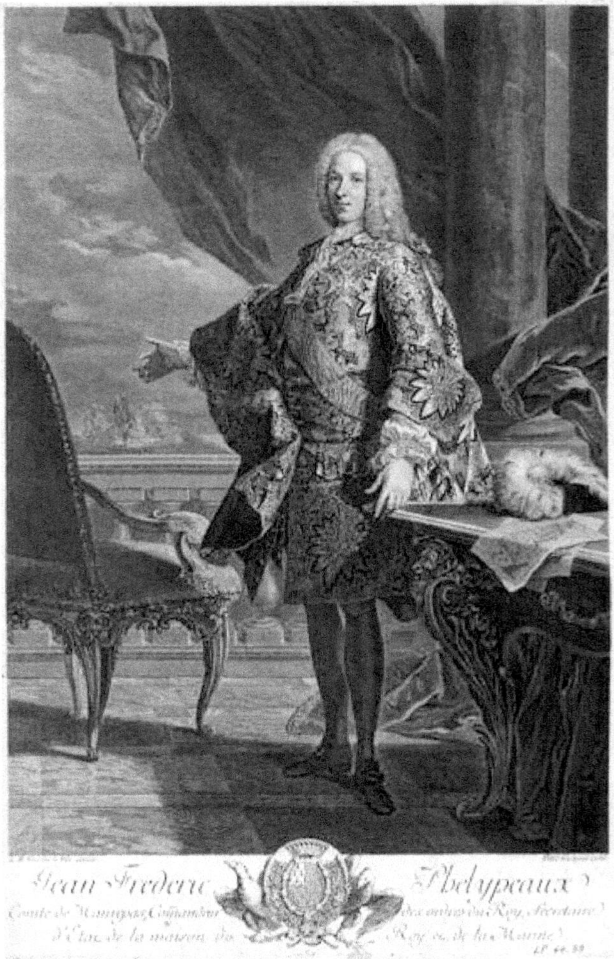

Figure 9 : Maurepas, secrétaire d'État à la Marine.

Jean-Frédéric Phélypeaux, comte de Maurepas.

Né le 9 juillet 1701 à Versailles, il était le fils de Jérôme, comte de Ponchartrain. En 1718, à l'âge de 17 ans, il devint secrétaire d'État à la Marine et le resta jusqu'en 1749. Il géra la Marine de manière très efficace, en lutte permanente

contre la *Royal Navy*. Il fut le principal soutien du royaume pour la création des Écoles de Chirurgie Navale de Toulon et de Brest.
Membre très influent de la haute noblesse franc-maçonne, détesté par les maîtresses du Roi, il fut disgracié en 1749 par Louis XV. Vingt-cinq ans plus tard, dès son avènement en 1774, Louis XVI le réhabilita et le nomma ministre d'État, poste qu'il occupa jusqu'en 1774.
Il mourut à Versailles le 21 novembre 1781, âgé de 80 ans.

L'enseignement de l'École de chirurgie navale de Rochefort s'adressait en priorité aux futurs chirurgiens embarqués et comprenait l'enseignement de l'anatomie, de la chirurgie, de la médecine, de la thérapeutique, de la botanique et de la pharmacie. Les principales maladies contractées à bord ou lors des escales étaient enseignées.

Tout particulièrement et par ordre de gravité ou de prévalence : le scorbut ; la « fièvre des vaisseaux », autrement dit le typhus ; le « mal de Siam » ou fièvre jaune, mal nommée car ne sévissant qu'en Amérique et en Afrique ; le paludisme ; la dysenterie ; la gale ; la syphilis et la blennorragie. La traumatologie représentait une part importante de la formation de base et de l'activité des chirurgiens.
La pédagogie était innovante avec une large place donnée à la pratique et à l'observation : formation au chevet des malades à l'Hôpital, pratique des dissections, recours à des préparations anatomiques. Jean Cochon-Dupuy rédigea pour les élèves des cahiers courts et faciles portant sur l'anatomie, les opérations de chirurgie et un formulaire des médicaments.

Après la disparation de Jean Cochon-Dupuy en 1757, à l'âge de 83 ans, son fils Gaspard Cochon-Dupuy[53] [54] (1710-1788), docteur en médecine de la Faculté de Paris, succéda à son père comme premier médecin et directeur de l'École de Chirurgie, le 1er décembre 1757. Il poursuivit l'enseignement avec les mêmes méthodes et les mêmes résultats.

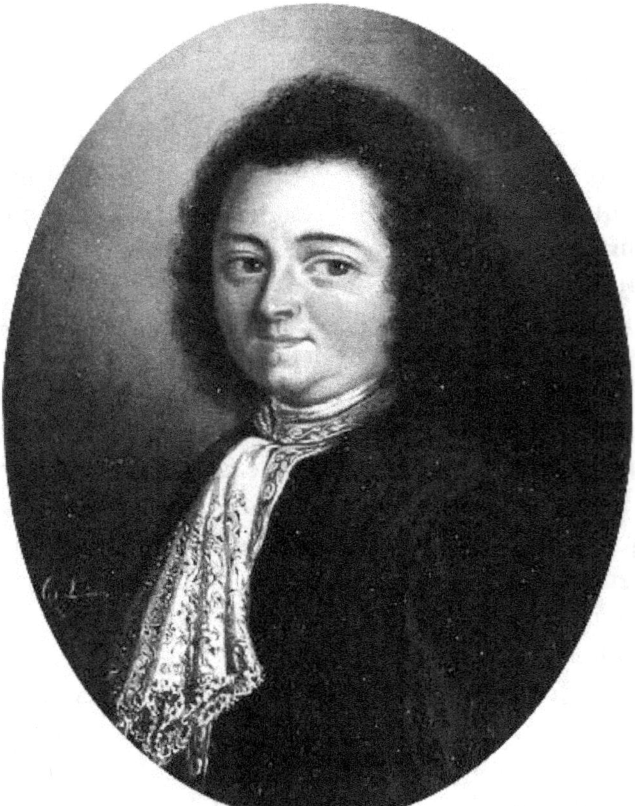

Figure 10 : Buste de Gaspard Cochon-Dupuy

---

[53] Brisou B, Sardet M. *Op. Cit.* p. 198.

[54] Association Amicale Santé Navale et Outre-Mer (ASNOM) 2022 ; 144 ; 21-27.

Gaspard Cochon-Dupuy.

Écuyer, seigneur du Courdault, né à Rochefort le 11 mai 1710. Il accomplit ses études de médecine à Paris et fut reçu docteur en médecine à l'âge de 24 ans. Il se trouva aussitôt affecté le 1er novembre 1734 au port de Rochefort pour seconder son père à l'École de Chirurgie. Il rejoignit son poste en novembre 1735. Fin décembre 1741, il prit la direction du jardin botanique. Il enseignait la botanique en classant les plantes selon leurs propriétés médicinales.

Il succéda à son père comme premier médecin du port et directeur de l'École de Chirurgie le 1er décembre 1757. En 1768, il rédigea le règlement des Écoles de chirurgie qui fixait, articles VIII et IX, les modalités pratiques de l'enseignement de la botanique pour les médecins des Écoles. Il publia le *Manuel des opérations de chirurgie (*1726) et l'*Anatomie des viscères, pour servir à l'instruction des chirurgiens de la marine (*1743). Il décéda le 7 janvier 1788.

Un cousin de Gaspard, Pierre Jacques Thomas Cochon-Duvivier[55] [56] (1731-1813), qui avait été élève de l'École de chirurgie de Rochefort de 1747 à 1749, devint le troisième directeur de l'École en 1788.

[55] Brisou B, Sardet M. *Op. Cit.* p. 199-200.

[56] Association Amicale Santé Navale et Outre-Mer (*ASNOM*). *Op. Cit.* 21-27

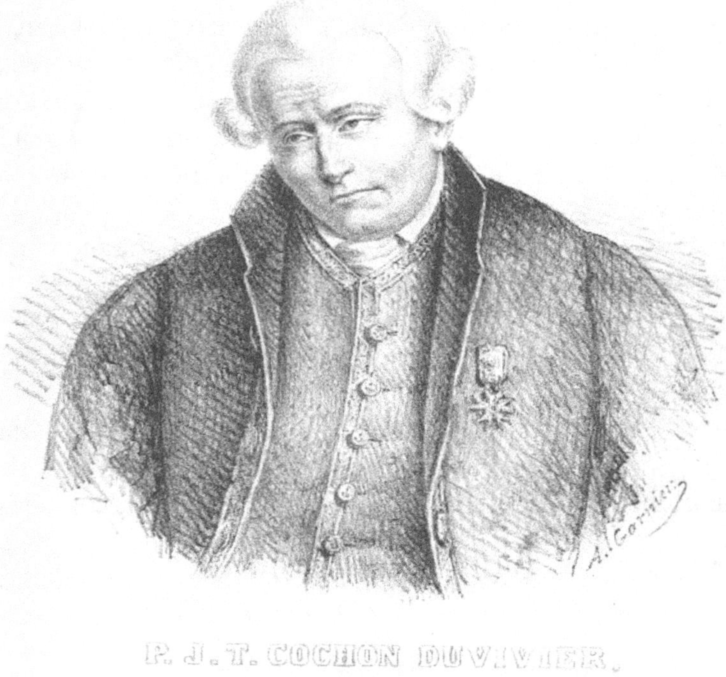

Figure 11 : Pierre Jacques Thomas Cochon-Duvivier.

Pierre Jacques Thomas Cochon-Duvivier.

Né le 8 octobre 1731 à Fressines près de Niort, il entra à l'École de Chirurgie de Rochefort en 1747 et en sortit chirurgien deux ans plus tard. Il effectua une longue période d'embarquement de seize années qui le conduisit au Levant, en Inde, en Afrique, aux Amériques (Antilles, Louisiane, Canada). Durant la guerre de Sept Ans, il prit part à l'expédition de Louisbourg sous les ordres du chef d'escadre Emmanuel-Auguste Cahideuc Dubois de La Motte en 1757. Chirurgien entretenu en 1758, il obtint le brevet de démonstrateur d'anatomie de l'École de Chirurgie de

Rochefort en 1765. Il fut chirurgien-major du port de Rochefort en 1780. Il fut le troisième Directeur de l'École de Chirurgie de janvier 1788 à janvier 1813. Il participa activement à la constitution de la bibliothèque de l'hôpital et d'un cabinet d'histoire naturelle.

Le 25 décembre 1799, il fut élu, par le Sénat conservateur, pour représenter le département de la Charente-Inférieure au Corps législatif, où il siégea jusqu'en 1804.

Alors qu'une épidémie de fièvres intermittentes sévissait à Rochefort en 1799, il fit le lien avec l'eau environnante et fit assécher les marais de Brouage. Il prit une part active aux travaux d'hygiène et d'urbanisme dans la ville de Rochefort, obtenant le pavage et l'irrigation des rues de la ville. Il mourut le 26 avril 1813, à l'âge de 82 ans.

En 1698, Michel Bégon créa le *Potager du Roy* et y planta des plantes médicinales. Le 30 décembre 1741 fut inauguré à l'Hôpital de Rochefort, le premier Jardin botanique de France au service de la science et de la médecine.

La bibliothèque de l'École de Chirurgie fut créée dès l'ouverture de l'École en 1722, mais n'a été financée qu'au XVIIIe siècle, en particulier par le legs de Gabriel Marie Cuvillier[57] (1734-1780) second médecin du Port. À sa mort en 1780, l'intendant écrivit à propos de Cuvillier : « *Il joignait à des talents supérieurs des vertus rares et précieuses qui le rendaient cher aux grands comme aux petits. Au plus noble désintéressement dans la pratique de son art, s'ajoutait une générosité compatissante pour toutes les infortunes* ». Cette bibliothèque fut réorganisée en 1837, selon l'aspect qu'elle a encore aujourd'hui. Elle est riche de

---

[57] Brisou B, Sardet M. *Op. Cit.* p.2 35

25 000 volumes consacrés principalement à l'anatomie, aux sciences médicales et naturelles.

À la bibliothèque étaient déposés les journaux de bord des chirurgiens *navigans* formés à l'École de Chirurgie de Rochefort[58]. Ces journaux de bord ont permis l'écriture de nombreuses thèses, inspirée par le Doyen Jean-Pierre Kerneis (1918-1999), premier président de l'Université de Nantes.

En 1798 pendant la période révolutionnaire (1789-1800), l'École de Chirurgie[59] devint « L'École de Médecine navale » de Rochefort[60] [61] [62]. Lorsque l'École de Rochefort devint une école annexe, à l'ouverture de l'École du Service de Santé de la Marine de Bordeaux en 1890, elle avait formé 6 572 chirurgiens *navigans*. Parmi eux, nous n'avons pris en considération que ceux qui ont participé à un évènement historique[63], en laissant de côté la foule des obscurs qui n'était pas pour autant anonymes.

---

[58] Vermeil C, Marjolet M. Les derniers journaux de bord des médecins et chirurgiens « navigans » de l'École de Médecine Navale de Rochefort. *Bulletin de l'Amicale Santé Navale et d'Outre-Mer (ASNOM*) 1997 ; 92 : 38-39.

[59] Barabé P. Rochefort : de la fondation de la ville à la création de son arsenal et de son École de Médecine. *Bulletin de l'Amicale Santé Navale et d'Outre-Mer ASNOM* 2022 ; 144 : (15-19.)

[60] Mériaux J. L'École de Médecine Navale de Rochefort. *Bulletin de l'Amicale Santé Navale et d'Outre-Mer (ASNOM)* 1997,92 : 33-39.

[61] Romieux Y. Histoire de l'École d'anatomie et de chirurgie navale de Rochefort (1722-1964). *Revue d'Histoire de la Pharmacie* 2001 ; 332 : 489-500.

[62] Rouquer C. Notre ancêtre commune : l'École de Rochefort. *Bulletin de l'Amicale Santé Navale et d'Outre-Mer (ASNOM)* 2022 ; 144 : 21-24.

[63] Jaubert D. De Michel Bégon à Jean et Gaspard Cochon-Dupuy : La naissance de l'enseignement de la médecine navale. *Association Amicale Santé Navale et Outre-Mer (ASNOM)* 2022 ; 144 ; 25-27.

Quelques anciens élèves de l'École de Chirurgie navale de Rochefort

Plusieurs anciens élèves de l'École de Médecine Navale de Rochefort[64] [65] ont été cités dans les quatre ouvrages que nous avons publiés aux Éditions L'Harmattan. Retenons :

- François Vivès - dit Vivès le jeune - (1744-1828), chirurgien de l'expédition Bougainville de 1767 à 1769, né à Rochefort, fils de Jean-Baptiste, chirurgien-major.
- Jean Baptiste Savigny (1793-1843), chirurgien de la *Méduse*[66] en 1816, né à Rochefort.
- Amédée Bonpland (1773-1858), chirurgien, né à La Rochelle, explorateur, botaniste et planteur, fils de viticulteur.
- Jean René Constant Quoy (1790-1869), chirurgien des expéditions de Freycinet et Dumont d'Urville, sa famille était originaire du Nivernais, mais s'était établie à Maillé en Vendée au XVIIIe siècle où il naquit.
- René Primevère Lesson (1794-1849), pharmacien né à Rochefort, de l'expédition de Duperrey.
- Pierre Adolphe Lesson (1805-1888), né à Rochefort, frère de René, chirurgien de l'expédition de Dumont d'Urville.
- Jean-Baptiste Beaujean (1821-1867), né à Rochefort, fils d'Etienne, marchand, directeur de l'École de médecine de Pondichéry.
- Marie Jules Elie Lalluyaux d'Ormay (1824-1878), chirurgien, né à Agenton-Le-Château dans les Deux-Sèvres,

[64] Brisou B, Sardet M. *Op. cit.*

[65] Louis F. *Devoirs de Mémoire*, Association Ceux du Pharo, 2018.

[66] Frégate française naufragée le 2 juillet 1816 au large des côtes de la Mauritanie, entraînant la mort de 160 personnes, dont 147 abandonnées sur un radeau de fortune. Ce naufrage a été illustré par un tableau de Théodore Géricault exposé en 1819 : *Le Radeau de La Méduse*.

fils de Jean-Baptiste, juge de paix, chef du Service de santé de la Cochinchine.
- Marie Théophile Griffon du Bellay (1829-1908), chirurgien, né à Rochefort, fils de Jean-Baptiste, commissaire de la Marine qui était l'un des survivants du naufrage de la *Méduse*.
- Louis Gustave Viaud (1836-1865), né à Rochefort, chirurgien, né à Rochefort, fils de Jean Théodore, secrétaire en chef de la mairie, frère de Julien dont le nom de plume était Pierre Loti.
- Jean Marie Belloguet de Lanessan (1843-1919), chirurgien, né à Saint-André-de-Cubzac en Gironde, Gouverneur général de l'Indochine.
- Camille Rangé (1853-1920), médecin, né à Rochefort, fils de négociant, directeur du service de santé de l'Indochine.
- Victor Liotard (1858-1916), pharmacien, né à Chandernagor, fils d'un planteur, orphelin, adopté par un pharmacien de Charente-Maritime, il fut gouverneur des Colonies
- Joseph Chabaneix (1870-1913), médecin, né à Périgueux, mort du typhus en Chine.

Notons que sur les quatorze officiers de santé cités, huit sont nés à Rochefort, cinq sont nés en Aquitaine et qu'un autre a été adopté et a vécu en Charente. Un seul était fils de chirurgien de la Marine.

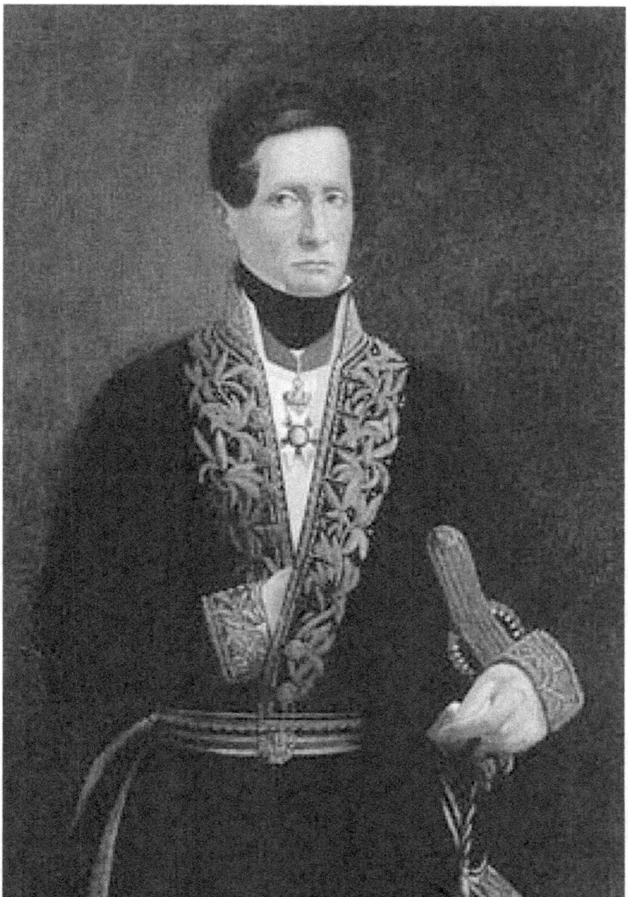

Figure 12 : Jean René Constant Quoy.

Jean René Constant Quoy[67 68 69], ancien élève de l'École de Chirurgie de Rochefort.

Né le 10 novembre 1790, à Maillé en Vendée, il est admis à 16 ans à l'École de chirurgie navale de Rochefort[70] en novembre 1806. Le 24 août 1807, chirurgien de 3e classe, il embarque sur la corvette *Département des Landes*, gardienne, en face du Verdon, de l'embouchure de la Gironde, face à une escadre anglaise. L'hiver est sinistre et Quoy se plonge dans les éléments de chimie d'Antoine Lavoisier (1743-1794) afin d'approfondir ses connaissances. Cet ouvrage, dit-il plus tard, « *illumine son esprit* ». En 1808, il fait voile vers la Guadeloupe, découvrant le mal de mer et le combat naval, d'abord contre un corsaire, puis contre un brick britannique. Afin de réparer, son navire reste un mois à Pointe-à-Pitre. Quoy est émerveillé par la nature tropicale et restera toujours nostalgique du souvenir de la Guadeloupe : « *J'ai vu depuis bien d'autres contrées plus belles, mais j'étais jeune et la Guadeloupe demeurera toujours dans mes premiers souvenirs comme des premiers amours* ».

En novembre 1808, la corvette quitte la Guadeloupe et touche à Bordeaux en janvier 1809. Quoy fréquente l'Hôpital Saint-André de Bordeaux, les malades de la corvette étant hospitalisés à l'hôpital de Blaye. Le 10 avril 1809, il est affecté à Rochefort, mais licencié pour satisfaire à la conscription et réformé par le conseil de révision. Il

[67] Sardet, M. *Les mémoires inédits du naturaliste circumnavigateur Jean-René Quoy. Un témoignage exceptionnel sur la société du XIXe siècle.* Pharmathèmes, Paris 2009. ISBN 978-2-914399-27-2.

[68] Louis F. *Devoirs de mémoire. Op. cit.* p.145.

[69] Brisou B, Sardet M. *Op. cit.* pp. 657-659.

[70] Noel J-P. Jean-René-Constant Quoy (1790-1869). *Bulletin de l'Association amicale Santé Navale et d'Outre-Mer (ASNOM)* 2011 ; 121 : 47-54.

reprend ses études et concourt en février 1811 pour un poste de chirurgien entretenu de 3e classe auquel il est reçu major. En 1811, il embarque à Bayonne sur le brick *Le Flibustier* sur lequel il reste deux ans pendant la guerre d'Espagne. En 1813, il est définitivement admis dans le corps rémunéré des chirurgiens de la Marine.
Il soutient sa thèse de docteur en médecine à Montpellier et est nommé chirurgien-major sur la flûte *La Loire* qui appareille le 16 novembre 1814 pour le mener à l'île Bourbon, d'où il revient fin 1815.
La Restauration reprend les explorations maritimes au long cours, « abandonnées » par Napoléon. Quoy est alors nommé chirurgien-major de la corvette *Uranie* commandée par Louis de Freycinet, avec le chirurgien zoologue Joseph-Paul Gaimard et le pharmacien botaniste Charles Gaudichaud-Beaupré. L'*Uranie* quitte Toulon le 17 septembre 1817, rallie le Cap-de-Bonne-Espérance, les îles Maurice et Bourbon, « visite » l'Australie, l'Indonésie, la Micronésie, Hawaï, et entame son voyage de retour par le Cap-Horn. Elle heurte des récifs aux îles Malouines le 14 février 1820. L'équipage est récupéré par un baleinier américain le *Mercure*. Freycinet achète ce navire, le baptise *La Physicienne* et rentre à Cherbourg le 13 novembre 1820.
Les apports scientifiques de cette expédition sont considérables, malgré le naufrage, une partie des collections ayant pu être sauvée. En avril 1823, Quoy soumet à l'Académie des Sciences un rapport qui fait état en zoologie d'animaux inconnus et en botanique de plantes nouvelles. À cela, il faut ajouter une foule d'observations en astronomie et en physique.
Mais, il y eut aussi de nombreux malades à bord de l'*Uranie* atteints de la « *fièvre paludeuse* » contre laquelle l'action du quinquina des jésuites espagnols était déjà bien connue. Il n'y eut que sept décès parmi les cent vingt-six embarqués.

À son retour, Quoy est nommé sur concours professeur d'anatomie à l'École de Chirurgie de Rochefort. Il est élu membre correspondant de l'Académie de Médecine en avril 1824.

Quoy avait préparé sa participation à la première circumnavigation menée par Louis de Freycinet en venant à Paris accomplir un stage au Muséum d'histoire naturelle auprès de l'anatomiste Georges Cuvier (1769-1832) et de Jean-Baptiste de Lamarck (1744-1829), un naturaliste. C'est alors qu'il fait la connaissance de Jules Dumont d'Urville (1790-1842), un officier de Marine, entomologiste et botaniste, qui le recrutera plus tard, en 1826, pour une deuxième circumnavigation de 1826 à 1829 sur l'*Astrolabe,* avec de nouveau Paul Gaimard. Il visite l'Australie, la Nouvelle-Zélande, la Tasmanie, relâche à Vanikoro à la recherche de traces de l'expédition de Jean-François de Galaup, Comte de la Pérouse (1741-1788). Malgré un mal de mer persistant, Jean-René Quoy travaille sans relâche avec ses compagnons en répertoriant insectes, coquillages, crustacés et mollusques inconnus, arbustes, plantes grimpantes…

À son retour en 1829, Jean René Quoy s'installe à Paris. Il est élu membre correspondant de l'Académie des Sciences en mai 1830, mais il n'est pas élu titulaire de la chaire consacrée aux mollusques et aux zoophytes. Déçu, il met un terme à sa carrière scientifique et reprend une carrière médicale hospitalière. Titulaire de la chaire d'anatomie, il assure les cours d'anatomie, préside aux concours, participe au Conseil de Santé.

Il sert pendant plus de 10 ans à Brest et à Toulon avant d'être promu inspecteur général du service de santé de la Marine qu'il modernise.

Il est mis à la retraite le 14 novembre 1858, après 52 années d'activité et se retire à Rochefort.

Il est décédé en juillet 1869. Ornée d'une mappemonde, Sa tombe porte l'inscription *« Pro scientia, bis circum*[71] [72] *».*

[71] Maher C-A. Éloge de J.-R.-C. Quoy. *Archives de médecine navale* 1869 ; n°12 : 401-422.

[72] Desrentes M. Jean-René, Constant Quoy PRO SCIENTIA BIS CIRCUM (deux circumnavigations). Anatomiste, ornithologue, zoologiste. *Bulletin de l'Association amicale Santé Navale et d'Outre-Mer (ASNOM)* 2022 ; 1'44 : 27-30.

L'Hôpital maritime et l'École de Chirurgie navale de Toulon

À la différence de la ville de Rochefort qui fut construite après la création de l'arsenal, la ville de Toulon était déjà un évêché en 541, rattaché à la Couronne de France avec le comté de Provence, en 1481. L'arsenal a été fondé par Charles VIII (1470-1498), roi de France de 1483 à 1498, et les rois de France qui lui succédèrent ont fait de Toulon le premier port du Levant[73] pour la guerre, même si Marseille, premier port commercial de France, avait conservé les galères du Roi. Toulon a été le siège d'une première intendance de Marine dès 1659, avant Rochefort (1666) et Brest (1674).

L'Hôpital pour la Marine

Un Hôpital pour la Marine fut ouvert en 1674, à Saint-Mandrier[74].

Jusqu'au XVIIe siècle, les marins étaient accueillis à l'hôpital du Saint-Esprit « hôpital de charité des ports » de Toulon, hôpital civil et militaire, établi depuis le début du XIIIe siècle et reconstruit en 1638 en tant qu'Hôtel-Dieu.

Or, le prieuré de la presqu'île de Saint-Mandrier accueillait depuis 1572 les malades des navires entrant dans le port de Toulon. Le 21 septembre 1669, Colbert écrivit à David Le Roux d'Infreville (1636-1713), intendant de la Marine à Toulon, au sujet de « *l'hôpital de Saint-Mandrier et du Cap Cépé* » lequel fut préparé, selon ses instructions pour

---

[73] Les implantations militaires en zone de défense. Trois cents ans d'Histoire 1708-2008. Presses de l'ECMSSA, septembre 2009.

[74] Saint-Mandrier-sur-Mer est une commune du Var située sur la presqu'île de Saint-Mandrier, formant la partie sud de la petite rade de Toulon. Elle est reliée au massif du Cap-Sicié par le tombolo des Sablettes.

recevoir blessés et malades non contagieux à leur retour de Candie[75]. C'est dans la presqu'île du Cap Cépet que fut installé, en 1670, le premier bâtiment du service sanitaire à terre de la Marine - alors destiné aux quarantaines des armées navales et des corps expéditionnaires - sur le terrain du Prieuré de Saint-Mandrier, fondé au XIe siècle par Guillaume III, comte de Provence. Ce modeste établissement porta tout d'abord le nom d'Infirmerie Royale de Saint-Louis. En 1694, l'infirmerie devient l'Hôpital Saint-Louis qui fut le premier établissement de la Marine. L'ancien prieuré fut rasé en 1818, et un nouvel hôpital comportant quatre bâtiments et une chapelle fut érigé entre 1825 et 1829 (actuels bâtiments A, B, C et D de Saint-Georges). Le deuxième hôpital de Saint-Mandrier fut ouvert en 1830 et disposait de 700 lits.

En 1826, fut aménagé le long de la clôture Est de l'hôpital un bâtiment destiné aux bagnards.

En 1840, la Chapelle Saint-Louis fut édifiée. En 1849, le Jardin Botanique de Toulon fut transféré à Saint-Mandrier[76] [77].

---

[75] Le duché ou royaume de Candie a été de 1212 à 1669 une colonie de la république de Venise sur l'île de Crète, que les Vénitiens baptisèrent du nom de sa capitale, Candie.

[76] A. Eyssautier. *L'Hôpital maritime de Saint-Mandrier, près Toulon pendant l'année 1878*. Thèse de doctorat en médecine, Faculté de médecine de Paris, Paris, 1880.

[77] http://varmarine.wifeo.com/hopital-de-la-marine-a-saint-mandrier.php

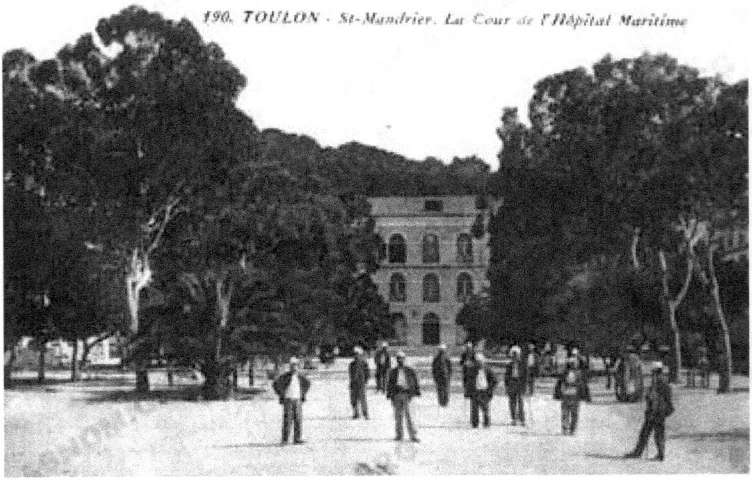

Figure 13 : Saint-Mandrier : l'hôpital militaire.

L'Hôpital de Saint-Mandrier servit jusqu'en 1919. Il cessa toute activité en 1935 après le transfert des patients hospitalisés à l'Hôpital Sainte-Anne. L'hôpital devient l'École des Mécaniciens Chauffeurs et Scaphandriers. En 1971, fut inauguré dans ses locaux le Centre d'instruction navale de Saint-Mandrier.

L'Hôpital de Saint-Mandrier n'était pas le seul à accueillir les marins. En 1785, l'Hôpital principal du Port de Toulon s'installa dans les locaux du Séminaire des Jésuites (Collège Royal) établi à Toulon en centre-ville depuis 1687 et achevé en 1690 lors de la construction du nouvel arsenal par Vauban. Sa contenance était de 400 lits. En 1795, un deuxième hôpital fut ouvert pour le service de la Marine : le couvent des Minimes de Toulon. L'Hôpital Maritime de Sainte-Anne lui succéda en 1910, il est toujours en fonctionnement en 2022, comme Hôpital d'Instruction des Armées.

L'Hôpital du Bagne de Toulon fut installé sur l'île de la Darse à la suite du transfert des galères de Marseille à Toulon en 1748, après la fusion des galères avec la Marine.

Le Lazaret de Toulon avait été installé depuis le début du XVIIe siècle à Lagoubran sur « l'isle Milliaud », en attendant de passer à Saint-Mandrier en 1657. Ce lazaret avait servi comme hôpital des convalescents de la ville de Toulon lors de la peste de Marseille de 1720, après avoir accueilli tous les réfugiés de Marseille.

Il convient de rapprocher l'histoire des hôpitaux de Saint-Mandrier et de Toulon de celle des hôpitaux de Marseille. L'Hôtel-Dieu de Marseille, qui succéda à l'Hôpital du Saint-Esprit en 1594, était un hôpital à la fois civil et militaire.
Créé pour les équipages des galères en 1643, l'Hôpital des Galères devint l'Hôpital de la Marine en 1748, après la fusion du corps des galères avec la Marine. Cet hôpital fut fermé en 1785.
Le Lazaret de Marseille, d'abord installé à l'entrée du port aux Catalans en 1557, fut transféré à Arenc (Le Lazaret d'Arenc ou Hôpital militaire du Lazaret) en 1663. Puis le lazaret fut établi sur les îles de Pomègues et Ratonneau reliées par une digue permettant la création du port du Frioul. Ce fut le Lazaret du Frioul ou Hôpital Caroline qui fut mis en service en 1828 et qui cessa de servir sous régime militaire en 1856.

Les médecins du port de Toulon :
- Pierre Boyer, premier médecin du port de Toulon en 1720, décédé en 1731,
- Jean-François Durand ou Durant (1703-1776), Premier médecin en 1731, succéda à Pierre Boyer. Il devait être remplacé par Pierre Mathieu Faure de Roussieux, promu

second médecin et faisant fonction de premier médecin en 1763, mais le poste échut à Barberet.
- Denis Barberet (1714-1794), docteur en médecine de Montpellier, Premier médecin en 1766.

Les chirurgiens :
- Jacques-Philippe Boucault, envoyé par le Comte de Maurepas de l'Hôtel-Dieu de Paris en qualité de chirurgien-major à Toulon.
- Jean-François Verguin (1717- après 1790), chirurgien major le 1er novembre 1766.

L'École de chirurgie navale

L'École de Chirurgie Navale de Toulon se situait dans l'Hôpital principal à Toulon et des stages se déroulaient également à l'Hôpital de Saint-Mandrier. Elle était une école d'anatomie et de chirurgie navale, fondée à Toulon en 1725. Désireux d'établir dans ce port une école de chirurgie navale semblable à celle de Rochefort, et avec le soutien de Jean-Frédéric Phélypeaux, Comte de Maurepas (cité plus haut), afin de former les médecins, les chirurgiens et les apothicaires de la Marine royale, l'intendant Jean-Jacques Mithon de Senneville (1669-1737) prit des renseignements sur l'École de Rochefort et fit imprimer le manuel d'anatomie de Cochon-Dupuy, utilisé à Rochefort.

L'École ne rencontra pas le succès escompté. D'après Amédée Lefèvre (1798-1869), chirurgien de la Marine et auteur d'une magistrale « *Histoire du Service de santé de la marine* », cet échec fut attribué par l'Intendant, à Pierre Boyer, premier médecin du port. Mais, il manquait alors un hôpital maritime à Toulon, indispensable à l'enseignement pratique. Puis, Jacques Philippe Boucault[78] mit sur pied un enseignement digne de ce nom.

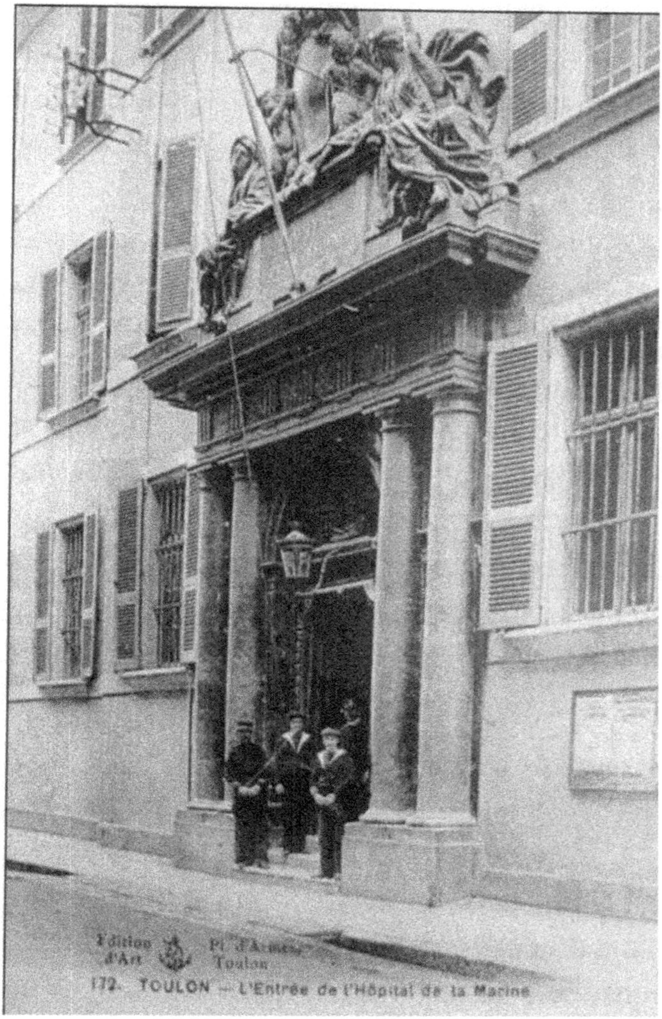

Figure 14 : L'Hôpital de la Marine de Toulon.

[78] Brisou B, Sardet M. *Op. Cit.* p. 118.

Jacques Philippe Boucault.

En avril 1735, le comte de Maurepas choisit Boucault parmi les chirurgiens de l'Hôtel-Dieu de Paris, où il servait depuis douze ans, pour l'envoyer à Toulon comme démonstrateur d'anatomie. Le 1er avril 1743, le brevet de chirurgien-major lui fut décerné. L'École de Chirurgie navale était alors en grandes difficultés. Boucault obtint de faire assurer des cours publics par quatre chirurgiens de la Marine « *habiles dans la pratique des deux branches de guérir* ». Ses efforts furent couronnés d'un tel succès que des lettres de noblesse furent demandées pour Boucault avec cette appréciation : « *Sa réputation était tellement établie que tous les officiers se faisaient transporter à Toulon pour être traités par le sieur Boucault* ». Il fut anobli en 1753 et, par décision royale du mois de février 1754, l'École de Boucault prit le titre de « *Collège de Chirurgie* ».

Il servit aussi en qualité de chirurgien de l'Armée de Terre, avant de terminer sa carrière, après 32 ans de service, comme Inspecteur du Collège Royal de Chirurgie de Toulon.

Ses dates de naissance et de décès ne nous sont pas connues.

Le successeur de Jacques-Philippe Boucault à la tête du Collège de Chirurgie fut Jean-François Verguin[79], chirurgien major, nommé Inspecteur du Collège royal de Chirurgie de Toulon, le 1er septembre 1770.

[79] Brisou B, Sardet M. *Op. Cit.* p. 801.

Jean-François Verguin.

Né à Toulon le 18 juin 1717, son père était procureur au présidial de Toulon. D'aide-chirurgien en 1740, à chirurgien entretenu en 1741, il était chirurgien-major sur le vaisseau *l'Arc-en-Ciel* en 1745. Il fut qualifié en 1750 de : *« Très bon sujet : il se distingue d'entre ses confrères, il a de l'acquit »*. Il fit plusieurs embarquements en qualité de chirurgien-major jusqu'en 1752, allant de victoires navales en naufrages.

En 1753, il fut chargé des démonstrations dans la salle d'anatomie de l'hôpital de Toulon. Le 21 mai 1755, il fut nommé professeur de chirurgie et chargé de l'hôpital du Saint-Esprit. Chirurgien-major de la Marine à Toulon le 1er novembre 1766, il fut nommé Inspecteur des Écoles Royales de chirurgie de Toulon le 1er septembre 1770.

Au cours de son séjour à Toulon, il a constitué une bibliothèque de livres de médecine, de chirurgie, de pharmacie et de physique. Il a également composé des trousses de secours pour soigner les fractures à l'intention des équipages des bâtiments de guerre et des troupes affectées à l'expédition de Minorque[80] en 1756. Il dispensa des cours aux sages-femmes des campagnes.
Nommé membre correspondant de l'Académie Royale de Marine en 1788, il est décédé après 1790.

[80] La bataille de Minorque ou bataille de Port-Mahon est un affrontement naval et terrestre qui a eu lieu en mai et juin 1756 au début de la guerre de Sept Ans, opposant France et Angleterre pour le contrôle de l'île de Minorque en Méditerranée occidentale.

Denis Barberet[81].

Né le 17 octobre 1714 à Chaudenay-le-Châtel en Côte d'Or, docteur en médecine de la Faculté de Montpellier, il exerça à Dijon en 1743, puis se retrouva médecin des Armées à Minorque en 1756, puis en Allemagne et en Bretagne.
La Société d'Agriculture de Paris couronna, en 1765, un de ses travaux intitulé : « *Mémoire sur les maladies épidémiques des bestiaux* ».
Il fut nommé en 1766 à Toulon par les frères Poissonnier[82], qui étaient également originaires de Dijon. Il reçut son brevet de premier médecin de la Marine le 26 juillet 1766, devint médecin du port et du Lazaret et donna des leçons d'anatomie, de pathologie, de matière médicale et de botanique. Avec l'aval de Pierre-Victor Malouët (1740-1814), un ancien planteur de canne à sucre à Saint-Domingue, Intendant de la Marine à Toulon de 1781 à 1789, il fonda un Jardin botanique[83] à l'usage « *du Collège de Chirurgie* » en 1755. Ce fut la gloire de sa carrière. Le Jardin botanique fut transféré durant l'hiver 1849-1850 dans l'enceinte de l'hôpital maritime de Saint-Mandrier, ce qui entraîna beaucoup de dommages aux plantes.

Barberet fut nommé Premier médecin-en-chef du port le 8 octobre 1792, puis fut amené à se retirer du service le 1er juillet 1793. Il décéda à Toulon le 9 février 1794.

---

[81] Brisou B, Sardet M. *Op. Cit.* p. 66 et pp. 644-647.

[82] Pierre Poissonnier (1720-1799) était inspecteur et directeur général de la médecine dans les hôpitaux et dans les ports et arsenaux de la Marine et des colonies, efficacement secondé par son frère Antoine Marie dit Desperrières (1722- 1795).

[83] Vuillet J. Les jardins royaux de Province et le jardin botanique et d'acclimatation de la marine de Toulon. *Journal d'Agriculture traditionnelle et de botanique appliquée* 1940 ; 230-231 : 649-721.

Quelques anciens élèves de l'École de Chirurgie navale de Toulon

Plusieurs anciens élèves de l'École de Médecine Navale de Toulon ont été cités dans les quatre livres que nous avons publiés aux Éditions l'Harmattan, en particulier :

- Jean-Paul Gaimard (1793-1858), chirurgien né à Saint-Zacharie dans le Var, fils d'un président du directoire de sa commune, membre de l'expédition avec de Freycinet. Élève de l'École de Toulon en 1810.
- Joseph Honoré Bouffier (1821-1898), chirurgien, né à Salliès-Pont dans le Var, fils d'un tanneur. A fait la Guerre du Mexique. Élève de l'École de Toulon en 1841.
- Pierre Jean Marcellin Brassac (1831-1903), chirurgien, né à Craissac dans le Lot, fils d'un propriétaire. Élève de l'École de Toulon en 1852. Premier directeur de l'École de Santé Navale de Bordeaux.
- Jean-Marie Bayol (1849-1905), médecin, né à Eyguières dans les Bouches-du-Rhône, fils d'un marchand, Gouverneur de la Guinée. Élève de l'École de Toulon en 1869.
- Etienne Paul Auguste Baissade (1851-1923), né à Lyon, fils d'un médecin, médecin de la reine Ranavalo de Madagascar. Élève de l'École de Toulon en 1871.
- Firmin Victor Toussaint Esclangon (1853 - après 1918), médecin, né à Toulon, fils d'un chef de bureau de la guerre, gouverneur intérimaire à Djibouti. Élève de l'École de Toulon en 1875.

Sur ces six médecins, quatre étaient nés à Toulon ou dans le Var. Un seul était fils de médecin.

Un ancien élève de l'École de Chirurgie navale de Toulon : Paul Gaimard, « compagnon » de circumnavigation avec Jean René Quoy.

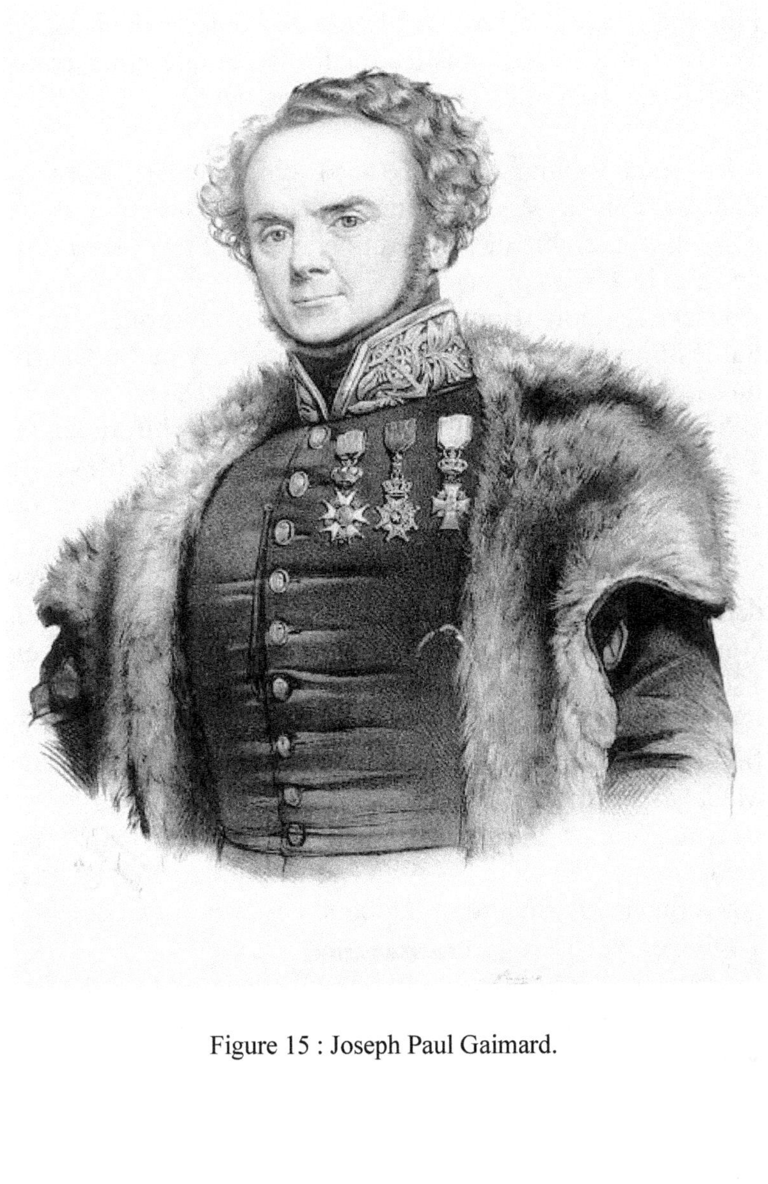

Figure 15 : Joseph Paul Gaimard.

Joseph Paul Gaimard[84] [85].

Il est né à Saint-Zacharie dans le Var le 31 janvier 1793. Son père, président du directoire de sa commune, a été assassiné le 24 août 1799, ce qui le marqua à jamais. En 1810, il devient élève de l'École de chirurgie navale de Toulon. Chirurgien de 3e classe, le 17 septembre 1812, il embarque sur l'*Impérial* et la *Nériade*. Il fait sa première circumnavigation sur la corvette *Uranie* commandée par Louis de Freycinet. Il est chirurgien en second. Il part de Toulon le 17 septembre 1817 en compagnie de Jean-René Quoy et de Charles Gaudichaud-Beaupré. C'est la première fois que des officiers de santé de la Marine font fonction de naturalistes. Leur moisson en objets de sciences naturelles est abondante, malgré leur naufrage aux îles Malouines.

Au retour, le 13 novembre 1820, il passe avec succès l'examen de bachelier *ès*-lettres à Paris, mais il ne soutient pas de thèse de doctorat en médecine. Il sert à Toulon en février 1821, puis est envoyé en Angleterre en 1824 pour y visiter les musées d'histoire naturelle.
Au cours de la deuxième circumnavigation à bord de l'*Astrolabe*, commandée par Jules Dumont d'Urville, Gaimard, outre son poste de chirurgien en second, est « chef de gamelle », chargé du bon approvisionnement en vivres frais. Il était, dit-on, un « joyeux luron » et en Australie, les premières « denrées périssables » furent pour l'expédition, un escadron de jolies filles et il en oublia sa mission…

À leur retour en France, Quoy et Gaimard vont connaître une carrière différente. Alors que Quoy se consacre

[84] Brisou B, Sardet M. *Dictionnaire des médecins, chirurgiens et pharmaciens de la Marine*. *Op. cit.* pp. 341-342.
[85] Louis F. *Devoirs de mémoire*. *Op.cit.* pp. 118-119.

pleinement à la médecine hospitalière, Gaimard va poursuivre une carrière scientifique. Bien qu'il soit revenu très fatigué, il a contracté les fièvres dans l'île de Vanikoro, il fait partie d'une mission envoyée en 1831-1932 en Estonie, en Pologne et en Russie pour lutter contre le choléra qui vient de faire sa première apparition en Europe. Ensuite, il va diriger une expédition sur la corvette *La Recherche* en Islande après la disparition de la *Lilloise* en 1835-1836. Il écrit *« Voyage en Islande et au Groenland exécuté pendant les années 1835 et 1836 sur la corvette La Recherche* » en huit volumes. En 1838, il dirige à nouveau, en tant que président de la Commission scientifique d'Islande, une expédition scientifique, sur la *Recherche*, en Scandinavie, en Laponie, au Spitsberg, où il réalise une première en observant l'île depuis un ballon captif, et aux îles Féroé. Il écrit un livre sur cette expédition, en dix-sept volumes.

Élu conseiller général du Var, il demande d'être admis à la retraite le 1er septembre 1848 pour pouvoir se présenter à la députation, mais il n'est pas élu. Une nouvelle épidémie de choléra lui fait connaître le préfet du Var, le baron Georges Haussmann (1809-1891), qui va transformer Paris et dont il devient l'ami.

Il mourut à Paris le 10 décembre 1858. Très pauvre, il fut enterré aux frais de l'État.

L'Hôpital maritime et l'École de Chirurgie navale de Brest

C'est en 1593 qu'Henri IV (1553-1610) donna à Brest le titre de « ville ». En 1631, Richelieu (1585-1642) en fit un port militaire en créant le port et l'arsenal sur les rives de la rivière La Penfeld. La ville se développa et sous l'action de Colbert passa de 2 000 habitants en 1661, à 6 000 habitants en 1683. Vauban (1633-1707) entreprit de fortifier la ville qui compta rapidement 15 000 habitants. Jusqu'alors, le soutien hospitalier de la Marine faisait appel aux ressources locales comme l'hôpital Saint-Yves et le Vieil hôpital.

L'hôpital de la Marine

Dès la création de l'arsenal, en 1631, il fut décidé d'installer un hôpital de la Marine qui ne fut ouvert qu'en 1665 sous le nom d'Hôpital Saint-Louis et qui pouvait accueillir 2 000 malades, sur le haut de la rive gauche de la rivière Penfeld. Cet établissement était disposé en forme de U sur trois niveaux. Il fut détruit par un incendie en 1678 et reconstruit sous le nom d'Hôpital de la Marine en 1684. Il fut complété en 1690 par la construction de salles supplémentaires pour patients convalescents et scorbutiques. À l'avant, un jardin de simples[86] (1694) était planté en terrasses, puis fut ensuite transféré en 1768 vers un site voisin plus spacieux où il connut un fort développement sous le règne des jardiniers Laurent, père et fils.
Le 20 novembre 1776, un nouvel incendie détruisit l'hôpital en quasi-totalité. Seules subsistaient quelques « mauvaises salles » reconstruites à la hâte qui ne permettaient guère

[86] Les simples ou simples médecines (*simplicis medicinae* ou *simplicis herbae* selon ses appellations latines) : nom donné au Moyen-Âge aux plantes médicinales.

d'accueillir plus de 800 lits en 1794. Il fallut avoir alors recours à des hôpitaux provisoires extra-muros. Des baraques furent alors construites sur les ruines des bâtiments détruits et servirent d'hôpital maritime provisoire pendant 54 ans, jusqu'en 1834.

En 1822, la décision de construire un nouvel hôpital fut prise, la première pierre posée en 1832 par le duc Aimé Marie Gaspard de Clermont-Tonnerre (1779-1865), qui avait été ministre de la Marine de 1821 à 1824. L'Hôpital ne fut mis en service qu'en 1834 disposant de 1 200 lits répartis en 28 salles. Il fonctionna ainsi jusqu'à la Première Guerre mondiale, sans grandes modifications, malgré le surcroît d'activité lié à la guerre de 1870. Le service était assuré par les Sœurs-de-la Sagesse jusqu'à leur expulsion en 1903, à la suite de la promulgation des lois anticléricales. Le corps des infirmiers de la Marine créé par le décret du 19 mars 1853 permit de remplacer avantageusement la prestation des forçats après la fermeture du bagne en 1856. Totalement détruit en 1944, l'hôpital de la Marine de Brest a été reconstruit à partir de 1952 et retrouva en 1968 son nom initial de Clermont-Tonnerre avant de prendre l'appellation actuelle d'Hôpital d'Instruction des Armées Clermont-Tonnerre.

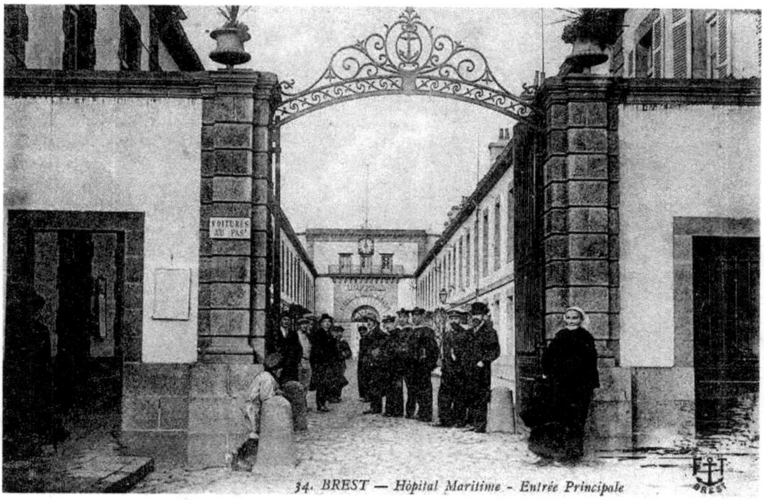

Figure 16 : Brest : l'hôpital maritime.

Quelques médecins du port de Brest nous sont connus :
- Etienne Chardon de Courcelles (1705-1775), Premier médecin en 1756.
- Jean-François Dubreuil (1754-1819), Premier médecin en 1818.
- Pierre Marie Marcellin Duval (1777-1822), Premier médecin en 1819.

Les chirurgiens-majors du port :
- Jean Charles Duval (1807- ?), fils de Pierre, Premier chirurgien en 1854.

Etienne Chardon de Courcelles[87] [88].

Né le 9 mars 1705 près de Rethel dans les Ardennes, il fit ses études de médecine à Paris et fut reçu docteur en

---

[87] Brisou B, Sardet M. *Op. Cit.* p 171-172.

[88] Le Fur (Jean-François), *Étienne Chardon de Courcelles et le Service de santé de la Marine à Brest au XVIIIe siècle*, thèse de doctorat en médecine, n° 90, Rennes, 1959.

médecine de la Faculté de Reims en 1735, puis nommé agrégé en l'Académie de Paris en 1741. Entré au service de la Marine[89], sous l'autorité du comte de Maurepas, comme second médecin en 1742, il fut nommé premier médecin en 1756.
Dès son arrivée à Brest, il fut nommé Directeur de l'École de chirurgie.
Pour Maurepas, Courcelles : « *Est un habile homme qui a pratiqué pendant douze ans la médecine et la chirurgie sous les plus habiles médecins de Paris* ». Courcelles donna à l'École l'essor qui en fera un des hauts lieux de la chirurgie française au XVIIIe siècle. Il fit paraître des manuels d'anatomie et de chirurgie « *pour l'instruction des élèves chirurgiens de la Marine à l'école de Brest* » : *Manuel de la saignée*, 1746 ; *Abrégé d'anatomie pour l'instruction des élèves chirurgiens de la Marine de l'école de Brest*, 1751-1753 ; *Manuel des six opérations les plus ordinaires en chirurgie*, 1756.

Médecin-chef de l'escadre du duc d'Anville en 1746, il fit partie de l'expédition envoyée à Louisbourg pour reprendre l'île Royale aux Anglais. Après le désastre de la campagne de l'escadre, il retourna à Brest, gravement atteint par le scorbut, et écrivit sur les maladies de l'expédition[90]. Rentrant en France sur le vaisseau-hôpital le *Mercure*, il fut capturé en août 1746 par le vaisseau anglais de 90 canons, *Le Namur*.

---

[89] Taillemite E, *Dictionnaire des marins français*, Tallandier, 2002, p. 113.

[90] Chardon de Courcelles *E. Mémoire sur les maladies qui ont régné dans l'Escadre du Roi commandée par feu Mr le Duc d'Enville, Lieutenant Général des armées navales depuis le départ de l'Ile d'Aix*, 1747.

En 1749, il soigna des centaines de forçats transférés de Marseille à la suite de la suppression du Corps des galères et arrivés à Brest, dans un état de santé déplorable.
En 1757, en pleine guerre de Sept Ans, l'escadre Du Bois de la Motte, de retour de Louisbourg, apporta à Brest le typhus, qui « *submergea* » l'hôpital maritime, envahit la ville avec des milliers de malades. Chaudron de Courcelles, alors premier médecin du port, réquisitionna chirurgiens et apothicaires dans toute la Bretagne. Manquant d'infirmiers, il réquisitionna les forçats venus des galères de Marseille « *en choisissant ceux dont les cas sont les plus grâciables* ».

En 1760, Nicolas René Berryer (1703-1762), secrétaire d'État à la Marine, lança une réforme de l'administration de l'hôpital, changea le règlement de l'École et supprima le Jardin botanique. Etienne François Choiseul (1719-1785) lui succéda comme secrétaire d'État à la Guerre et à la Marine. Courcelles lui adressa en 1763 un mémoire concernant l'École de Chirurgie, mais le nouveau règlement, qu'il appelait de ses vœux, ne parut qu'en 1768, sous l'égide des frères Poissonnier.
Esprit curieux et novateur, il développa le jardin botanique de l'hôpital de Brest, étudia les moyens de dessaler l'eau de mer, la fabrication de ventilateurs et s'intéressa à la diététique des gens de mer frappés par le scorbut, dont il avait été lui-même victime.

Chardon de Courcelles mourut le 5 juillet 1775 à Brest. Il avait participé à la fondation de l'Académie de Marine. Il fut membre correspondant de l'Académie des Sciences dès 1742, membre de l'Académie de Marine dès 1752. Il fut choisi comme Premier médecin du Roi dans le département.

Pierre Marie Marcellin Duval (1777-1822), Premier médecin en 1819.

Pierre, Marie, Marcelin Duval[91].

Né le 22 juin 1777 à Quimper, son père était un marchand. Engagé dans la Marine en 1793, il est resté embarqué comme chirurgien jusqu'en 1805. Le 1er août 1806, il soutint sa thèse à Paris en présentant un « Essai sur la toxicologie, suivi d'observations et expériences sur l'emploi du sucre dans les empoisonnements par quelques oxydes minéraux ».
En 1810, il faisait partie du corps enseignant de l'École de Médecine navale d'Anvers comme professeur de médecine et d'anatomie. Pendant le siège de la ville[92] en 1814, il dirigea l'Hôpital des Récollets où régnaient le typhus et la dysenterie.
Revenu à Brest comme professeur de matière médicale en 1814, il fut promu Second médecin-en-chef en 1817, puis fit fonction de Premier médecin, le titulaire, Jean-François Dubreuil (1754-1819) étant malade.

Pierre Duval a eu deux fils chirurgiens de Marine, Jean Charles Marcellin (1807-1899), et Ange Eugène (1816-1867) qui furent tous deux Premiers chirurgiens-en-chef du port de Brest. Deux autres de ses fils, l'un commissaire de Marine, l'autre capitaine de frégate, sont morts pendant l'expédition du Mexique.

Pierre Duval est décédé en activité à Plougastel-Daoulas, le 11 août 1822.

---

[91] Brisou B, Sardet M. *Op. Cit.* p. 294-296.

[92] Le siège d'Anvers s'est déroulé en 1814 en Belgique annexée par Napoléon. Le port d'Anvers avait pris une grande expansion pour recevoir l'escadre de l'Escaut.

L'École de chirurgie navale de Brest

En 1731, le Secrétaire d'État à la Marine, le comte de Maurepas, créa à Brest l'École de Chirurgie du port[93] sur le modèle de celles de Rochefort et de Toulon. L'École de Chirurgie du port de Brest s'installa dans une salle aménagée à l'Hôpital de la Marine créé en 1684, avec un amphithéâtre pour les démonstrations d'anatomie.

. Les directeurs

- Pépin, dont il est dit qu'il fut un incapable.
- Aubert qui mourut prématurément.
- Etienne Chardon de Courcelles fut envoyé à Brest comme Directeur de l'École de Chirurgie navale, par le Comte de Maurepas en 1742.

. Le jardin botanique de l'hôpital

Ouvert en 1684, l'hôpital possédait dès 1688 un jardin botanique[94], créé par Hubert Champy Desclouzeaux (1629-1701), intendant de la Marine à Brest en 1683. En 1742, Georges Louis Leclerc, comte de Buffon (1707-1788), intendant du Jardin royal depuis 1739, lui fit parvenir de nombreuses plantes du Jardin du Roi pour le besoin des escadres. Sous la direction du chef-jardinier Antoine Laurent (1744-1820), le jardin botanique prit de l'extension en raison de la fondation de l'École de Chirurgie Navale En 1768, une chaire de botanique y fut rattachée. Courcelles rénova et développa le jardin botanique.

---

[93] Carré A. L'École Annexe de Brest et ses traditions. *ASNOM* 1999 ; 95 : 44-46.

[94] Dizerbo A-H. Le jardin botanique de l'Hôpital de la Marine à Brest et l'introduction des espèces exotiques. *ASNOM* 1999 ; 95 : 43-44.

Le buste de Jules Nicolas Crevaux (1847-1882), Médecin de Marine, explorateur de l'Amazonie, figure toujours dans le jardin de l'hôpital.

. La bibliothèque de l'École

Lors de la création de l'École de Chirurgie, Brest reçut un fonds ancien de 474 livres à partir de la bibliothèque du Port, riche elle-même de la bibliothèque de l'Académie royale de Marine créée en 1752 par Louis XV (1710-1774) à Brest, sur l'initiative d'Antoine Louis Rouillé, comte de Jouy (1689-1761), Secrétaire d'État à la Marine.
En 1773, Courcelles se chargea de dresser la liste des meilleurs livres de chimie, de minéralogie, de médecine et de physique nécessaires à la bibliothèque. En 1801, Joseph de Caffarelli (1760-1845), préfet maritime de 1800 à 1810, créa officiellement la Bibliothèque[95] « *nécessaire à la formation des futurs officiers de santé* ». Elle comptait 14 000 volumes en 1876, quelques années avant la fermeture de l'École survenue en 1890.

Quelques anciens élèves de l'École de chirurgie navale de Brest

Plusieurs anciens élèves de l'École de Médecine Navale de Brest ont été cités dans les quatre livres que nous avons publiés aux Éditions L'Harmattan :

- François Broussais (1772-1838), né à Saint-Malo, fils de Jacques François Broussais, chirurgien navigans. Il quitta la Marine pour l'armée de terre, puis devint l'un des maîtres de l'hôpital du Val-de-Grâce.

---

95 Cordier Jean-Yves. *La bibliothèque de l'École de Médecine navale de Brest*. Histoire et Inventaires.

- Dominique Larrey (1766-1842), né à Baudéan dans les Hautes-Pyrénées, fils de Jean, propriétaire. Orphelin, étudia la médecine à Toulouse sous les auspices de son oncle Alexis Larrey. Il quitta la Marine pour l'armée de terre. Chirurgien de la Grande Armée.

- Marie Honoré Théodore Duret (1792 - ?), pharmacien, né à Brest, fils de Pierre Duret (1745-1825), Premier chirurgien en chef.

- Paul Marie Néis (1852-1907), médecin et explorateur, né à Quimper, fils d'un négociant, frère cadet de Ferdinand Néis (1846-1895), médecin, ancien élève de l'École de médecine navale de Brest.

- Alexandre Le Dantec (1857-1932), médecin, né à Ploujean près de Morlaix, son père était boucher. Il fut le premier titulaire de la chaire de médecine tropicale de la Faculté de Médecine de Bordeaux.

- Albert Calmette (1863-1933), médecin, né à Nice. Son père était dans l'administration préfectorale. Il prépara l'École navale au lycée de Brest. Malade, ne pouvant intégrer l'École navale, il entra à l'École de Médecine navale de Brest. Premier directeur de l'Institut Pasteur de Saïgon.

Parmi des six médecins retenus, quatre sont nés en Bretagne, dont un à Brest. Un avait fait ses études en Bretagne. Quatre appartenaient à une famille médicale.

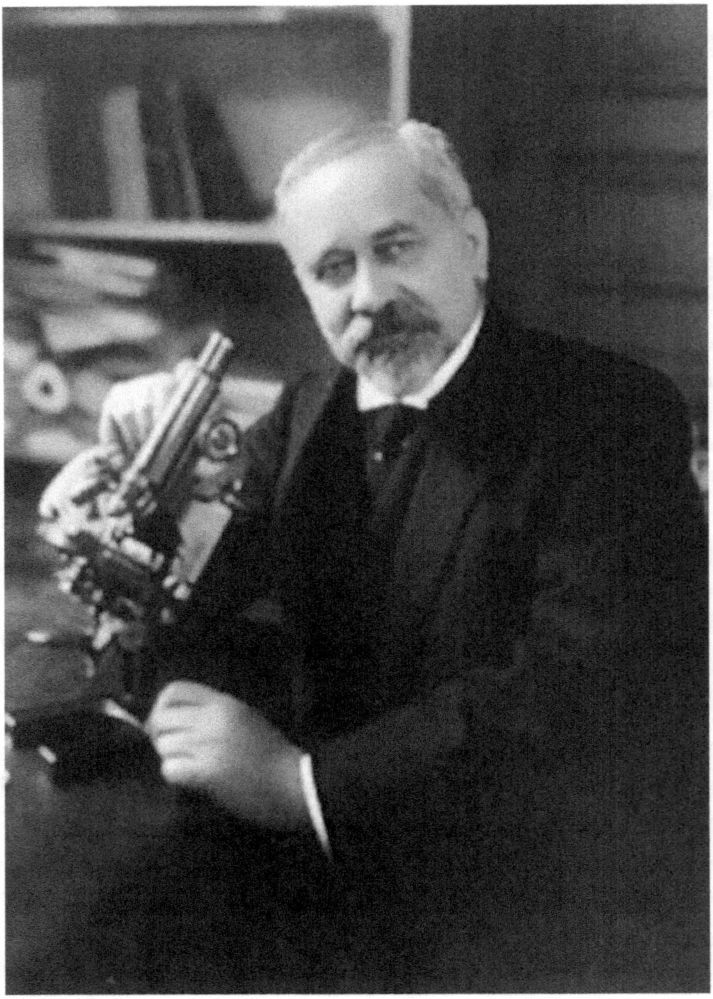

Figure 17 : Léon Charles Albert Calmette.

Léon Charles Albert Calmette[96] [97] (1863-1933) et l'Institut Pasteur de Saïgon.

Né le 12 juillet 1863 à Nice, il voulait être officier de Marine, mais atteint d'une fièvre typhoïde alors qu'il était en classe préparatoire à Brest, il ne put intégrer l'École Navale comme prévu en 1876. Rêvant toujours de mer, il entre à l'École de Chirurgie Navale de Brest le 2 novembre 1881. Il embarque le 13 octobre 1883 sur la corvette *Triomphante,* navire de l'amiral Courbet, en baie d'Along. Il rencontre à Hong-Kong Patrick Manson (1844-1922) qui venait d'établir le rôle des moustiques dans la transmission de la filaire lymphatique.
De retour en France le 29 juin 1885, il soutient sa thèse de doctorat en médecine sur « *L'étiologie et la pathologie des maladies tropicales attribuées à la filaire du sang humain* ».
Il embarque le 1er septembre pour le Gabon et sert sur le ponton-hôpital *L'Alceste.*
En mars 1888, il est affecté à Saint-Pierre-et-Miquelon. Il monte un laboratoire de microbiologie et travaille sur le « rouge de la morue ». Il publie, en 1892, un livre intitulé « *Le rouge de la morue, ses causes et les moyens de le prévenir.* »

À son retour de Saint-Pierre-et-Miquelon, il opte pour le Corps de santé des colonies et des pays du protectorat, créé le 7 janvier 1890. La même année, il s'inscrit au cours de microbie technique de l'Institut Pasteur de Paris qui avait été inauguré le 14 novembre 1888. Ce cours était dirigé par Émile Roux (1853-1933) avec Alexandre Yersin (1863-1943) comme préparateur.

---

96 Brisou B, Sardet M. *Op.cit.* pp. 148-150.
97 Louis F. *Devoirs de Mémoire. Op.cit.* pp. 269-270.

Sous-secrétaire d'État aux Colonies, Eugène Étienne (1844-1921) fait valoir à Louis Pasteur (1822-1895) l'intérêt qu'il y aurait à créer à Saïgon un laboratoire pour la préparation des vaccins antivariolique et antirabique. Louis Pasteur propose cette mission à Calmette : « *Vous, qui êtes marin, est-ce que vous seriez disposé à vous rendre là-bas pour cette tâche ? Si cela vous va, je vais proposer à Monsieur Étienne de vous confier le soin d'organiser et de diriger le laboratoire dont il s'agit* ». Avec l'aval de Georges Treille (1847-1926), le premier inspecteur-général du service de santé des colonies, Albert Calmette accepte et embarque le 11 janvier 1891. Dès son arrivée à Saïgon, il ouvre un laboratoire de la vaccine et de microbiologie dans les dépendances de l'hôpital. Il invente la mise en tubes scellés de la pulpe vaccinale glycérinée obtenue à partir de jeunes bufflons âgés de six mois à un an, ce qui permet des campagnes de vaccinations à distance, en évitant de vacciner de bras à bras. Il étudie la rage et confirme la validité de la méthode de conservation dans la glycérine pure des cerveaux et moelles de lapins porteurs du virus fixe. Il s'intéresse aussi au *Naja tripudiaris* ou *Cobra capello*, serpent dont la morsure faisait beaucoup de victimes, devenant un précurseur de la sérothérapie antivenimeuse.

À la même époque, l'attention de Calmette est attirée par le procédé très particulier que les Annamites et les Chinois emploient pour obtenir l'alcool de riz parfumé. Pour provoquer la fermentation, il suffit de saupoudrer le riz de petits gâteaux incrustés de balle de paddy, de fabrication chinoise. En fait, c'était une levure (identifiée par Calmette) provenant de la balle qui enveloppe le grain de riz, *Amylomyces rouxii*, qui transformait l'amidon du riz en sucre fermentescible et en alcool. Calmette poursuit des recherches sur l'hygiène publique, notamment sur les eaux d'alimentation, sur les maladies pestilentielles et en particulier sur le choléra, sur les maladies endémiques comme les dysenteries et les abcès du foie. Ces travaux ont fixé l'orientation dans laquelle l'Institut Pasteur de Saïgon n'avait plus qu'à se maintenir. Pendant son séjour, Calmette se lie d'une solide amitié avec Alexandre Yersin qu'il avait connu à Paris et qui est alors médecin des Messageries maritimes et va le convaincre d'entrer dans le Service de santé colonial.

En 1894, Calmette quitte Saïgon, est placé en position hors-cadre et mis à la disposition de l'Institut Pasteur de Paris. Reprenant ses études commencées à Saïgon, il confectionne le premier sérum antivenimeux polyvalent. Avec Émile Borel (1884-1928) et Alexandre Yersin, il participe à la préparation d'un sérum anti-pesteux. En 1895, Louis Pasteur et Émile Roux lui confièrent la mission d'organiser à Lille un Institut de sérothérapie et de recherches microbiologiques. Calmette fonde l'Institut Pasteur de Lille en 1899. Il s'engage dans la lutte contre la tuberculose et met au point, en 1921, avec Camille Guérin (1872-1961) - un vétérinaire - le vaccin vivant contre la tuberculose appelé BCG.

La première vaccination avec le BCG a lieu à l'hôpital de la Charité à Paris le 1er juillet 1921. Depuis, plus de 3 milliards de personnes ont été vaccinées par le BCG, ce qui a permis d'endiguer la diffusion de la tuberculose et de sauver de nombreuses vies humaines à travers le monde.

Membre de l'Académie des Sciences et de l'Académie de Médecine, il décède le 29 octobre 1933. La promotion 1936 de l'École de santé navale de Bordeaux porte son nom.
Son buste en bronze, œuvre de Jean Magrou (1869-1945), a été inauguré à l'hôpital Clermont- Tonnerre à Brest en 1934.

L'École Principale du Service de Santé de la Marine de Bordeaux

La création de l'École Principale du Service de Santé de la Marine à Bordeaux en 1890, a réduit considérablement le rôle des trois Écoles de Médecine Navale de Rochefort, de Toulon et de Brest, lesquelles ne disparurent pas pour autant. Pourvues d'un hôpital, d'un jardin botanique, d'une bibliothèque et de professeurs, dont certains étaient éminents, le ministre de la Marine Edouard Barbey (1831-1905) leur confia l'enseignement des matières de la première année de médecine et les années de stage des futurs pharmaciens. Elles prirent alors le nom d'« Écoles annexes » de Médecine Navale.

Le 20 janvier 1898 parut l'instruction pour l'admission dans les trois écoles annexes de Médecine Navale de Rochefort, Toulon et Brest[98]. Elle précisait que les futurs médecins ou pharmaciens devaient être français, avoir au moins 17 ans, avoir été vaccinés avec succès ou avoir eu la petite vérole, être bien constitués, être bacheliers ès lettres-philosophie et avoir le certificat d'études physiques, chimiques et naturelles. Les candidats devaient présenter un certificat de bonnes vies et mœurs, un extrait du casier judiciaire vierge et le consentement de leurs parents ou de leur tuteur. Ils ne contractaient aucun engagement, ne portaient pas d'uniforme et s'entretenaient à leur frais. Ils bénéficiaient des installations des hôpitaux maritimes et des Écoles annexes. Ils devaient verser une somme de 50 francs destinés à l'achat de livres. La première année de médecine était validée par un jury itinérant de la Faculté de médecine

[98] Brisou B. L'Enseignement de la Médecine navale de 1890 à nos jours. *ASNOM* 2012, 124, 25-50.

de Bordeaux et se concluait par le concours d'entrée à l'École Principale de Bordeaux.

À partir de 1908, le concours s'ouvrit aussi aux étudiants ayant accompli leur première année dans une Faculté ou une École de plein exercice. Ces candidats furent cependant une minorité.

Fin des Écoles Annexes de Médecine navale : Toulon, Brest, Rochefort

Une décision ministérielle du 8 juillet 1963 a stipulé que « *les cours des Écoles annexes de Médecine navale de Toulon, Brest et Rochefort (section médecine) sont suspendus à compter du 1er octobre 1963 ; les sections pharmacies de ces Écoles continueront à fonctionner normalement* ». Soit un très court répit, puisque ces sections subirent le même sort en 1964.

Après avoir assuré un service continu pendant plus de 200 ans, les Écoles Annexes, surnommées les « Vieilles » n'étaient plus qu'un souvenir.

Un souvenir toujours présent, grâce aux traditions des Écoles annexes et en particulier à une curieuse tradition, dont l'origine reste inconnue, mise en place de façon très spécifique à l'École annexe de médecine navale de Brest[99] : la fête d'Angiboust[100] [101], un personnage imaginaire créé

---

[99] L'un des auteurs de ce livre a été élève de l'École annexe de Brest en 1953-1954.

[100] Desrentes F, Desrentes M. Souvenirs des Écoles annexes de médecine et de pharmacies navales. Angiboust. Son histoire à travers les archives et la mémoire des derniers participants. *ASNOM* 2021, 142 : 29-37

par les étudiants. Les festivités de milieu d'année scolaire existaient aussi dans les deux autres Écoles annexes de Rochefort et de Toulon.

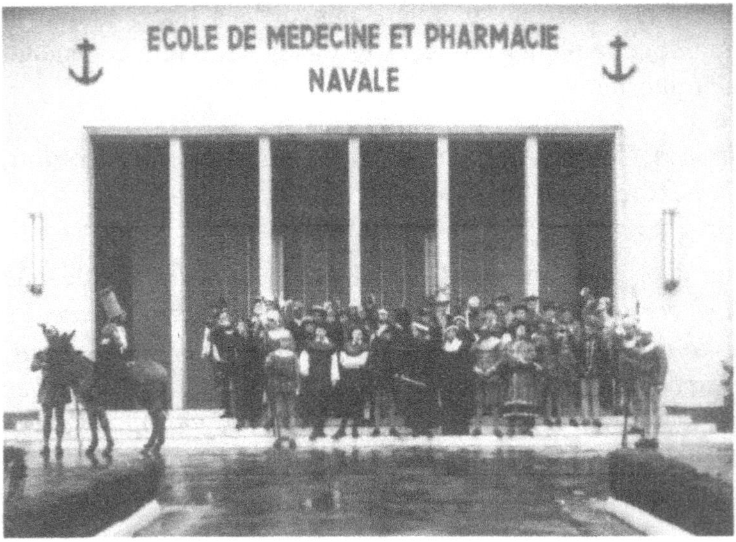

Figure 18 : École de Médecine et Pharmacie Navale de Brest : la fête d'Angiboust avec l'âne en 1963, dernière année de formation.

L'École Principale du Service de Santé de la Marine

C'est le 3 novembre 1890 que les premiers élèves entrèrent à l'École Principale du Service de Santé de la Marine à Bordeaux, provenant des trois Écoles des ports. Tous ceux qui avaient satisfait au premier examen de doctorat furent admis sans sélection supplémentaire. Le premier concours d'entrée directe n'eut lieu qu'en 1891.

---

[101] Thomas Jean-Yves. Les Écoles de Médecine et de Chirurgie Navales de Brest. Leur histoire... leur folklore. *Bulletin de l'ASNOM*, n°106, 84° année, décembre 2004, pp. 37-39.

L'inauguration officielle eut lieu le 5 novembre 1890 en présence du vice-amiral Jules Ribell (1828-1892), préfet maritime à Rochefort, du Directeur du Service de Santé de la Marine Jean-Baptiste Bérenger-Féraud (1832-1900), du Doyen de la Faculté de Médecine Albert Pitres (1848-1928), du Directeur de l'École, le Médecin en Chef Pierre Jean Brassac (1831-1903).
Deux jours auparavant, le doyen Albert Pitres déclarait à la séance de rentrée de la Faculté de Médecine : *« L'année 1890 a vu s'accomplir deux événements gros de conséquences heureuses : l'organisation de l'École Principale du Service de Santé de la Marine et la prise de possession de la Faculté par l'État ».* Il poursuivait : *« Soyez également les bienvenus, Messieurs les Étudiants de la Marine, vous trouverez toujours en nous des maîtres bienveillants. Nous savons que l'avenir vous réserve l'honneur de représenter dans les pays lointains la science française... Pour remplir dignement votre tâche soyez plus que des médecins ordinaires. Il faut que, par la sûreté et l'étendue de vos connaissances, vous puissiez inspirer le respect et l'amour de la mère patrie aux populations que vous irez visiter en émissaires de notre civilisation. Nous nous emploierons de notre mieux à vous préparer à cette noble mission ».*

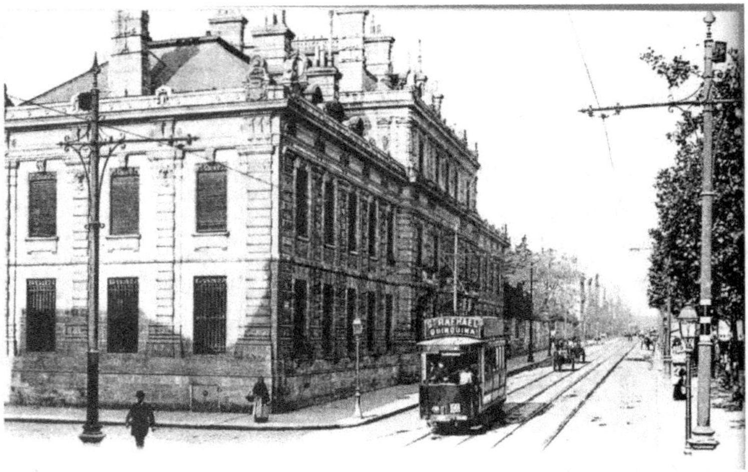

Figure 19 : L'école de Santé navale de Bordeaux.

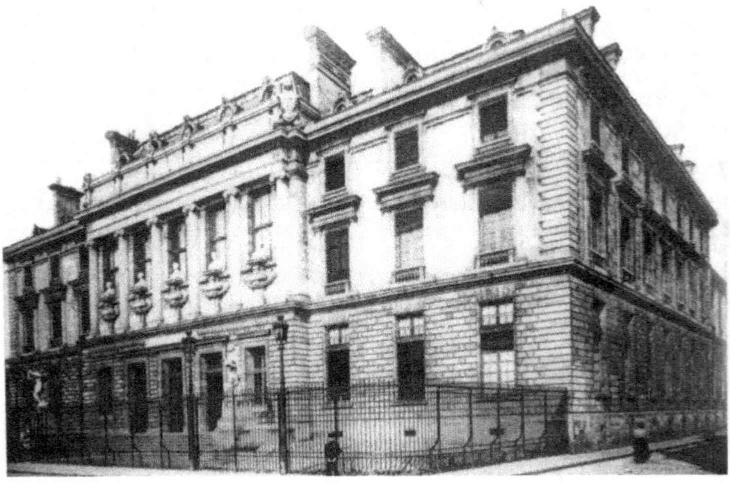

Figure 20 : La Faculté de Médecine de Bordeaux.

Admis sur concours parmi les élèves des trois écoles annexes, reçus à la première année de médecine, les élèves suivaient l'enseignement de la Faculté jusqu'à la thèse de

doctorat en médecine[102]. Toutes facilités leur étaient données pour passer les concours ouverts aux étudiants pendant leurs études : externat, internat, prosectorat[103].
Des médecins et pharmaciens de la Marine, répétiteurs à l'École, étaient chargés de seconder l'enseignement à la Faculté. L'un des premiers fut Alexandre Le Dantec (1857-1932) qui devint le premier titulaire de la chaire de médecine tropicale à la Faculté.

La vie des élèves était réglée par le stage au vieil Hôpital Saint-André, fondé au XIVe siècle, ou au récent l'hôpital des Enfants ouvert en 1886 le matin, et par les cours de la Faculté à la « Victoire[104] » d'une heure à six heures trente le soir, chaque jour sauf le dimanche. Pour dissuader toute perte de temps inutile, un itinéraire obligatoire et chronométré fut fixé entre l'École, les hôpitaux et la Faculté. Un « pointage » était effectué, tant dans les hôpitaux qu'à la Faculté.

La destination des thésards fut d'abord uniquement maritime. Il était prévu de ne pas admettre plus de 50 élèves par an et l'École était prévue pour 150 élèves au total. Mais la création du Service de Santé des Colonies, en 1900, entraîna l'augmentation rapide du nombre de places jusqu'à 184 en 1900, obligeant à « l'externement » de la promotion la plus ancienne, dont les élèves purent loger en ville à leurs frais.

---

[102] *Une École centenaire. 1890-1990*. LA NEF, Imprimeur Conseil, Bordeaux, Septembre1990. 156 pages.

[103] Force L. En 1890, trois « Navais » entraient à l'École… *ASNOM* 2020, 119, 24-30.

[104] Il s'agit de la place de la Victoire, située à quelques centaines de mètres de l'École et de son célèbre bar « Chez Auguste », rendez-vous des carabins.

L'École a fermé ses portes le 10 avril 2010, après 120 ans de présence à Bordeaux. De 1890 à 2008, 9 014 élèves sont entrés à l'École, 7 449 en sont sortis diplômés et 1 565 n'ont pas été diplômés. Parmi les élèves médecins, 8 429 sont entrés, 6 921 en sont sortis diplômés, dont 3 611 ont choisi la Coloniale et 1 874 la Marine[105]. L'École faisait partie intégrante de la vie universitaire bordelaise[106] à laquelle elle a fourni de nombreux professeurs.

Quelques anciens élèves de l'École de Bordeaux

Plusieurs anciens élèves de l'École de Bordeaux ont été cités dans les quatre livres que nous avons publiés aux Éditions l'Harmattan. Voici les noms des médecins cités dans nos ouvrages précédents, issus des dix premières promotions[107].

Promotion 1890

- Jules Michel Emily (1866-1944), médecin, né à Olmeto (Corse) dans une famille d'origine irlandaise, médecin de la Mission Marchand (1896-1899).
- Jean Marie Allain (1867-1943), médecin, né à Ploubezre (Côtes-du-Nord), médecin de la Mission Gentil au Tchad.
- Edmond Elie Jourdran (1869-1942), médecin, né en Maine-et-Loire, directeur de l'École de Médecine de Tananarive.
- Alexandre Lasnet (1870-1940), médecin, né en Haute-Savoie, concepteur de l'Aide Médicale Indigène à Madagascar.

---

[105] Borgomano A, Fougeras-Lavergnolle. L'École de Santé Navale en chiffres de 1890 à 2008. *ASNOM* 2017 ; 135 : 52-53.

[106] L'adieu à Santé Navale. Bordeaux du 8 au 11 avril 2010. *ASNOM* 2010 ; 119, 12-19.

[107] *Annuaire des Anciens élèves de l'École de Santé Navale de 1890 à 1999.*

- Aimé François Legendre (1867-1951), médecin, né dans les Côtes-du-Nord, explorateur, écrivain qui a créé l'Institut Pasteur de Chengdu (Chine).
- Claude Dethève (1867-1936), médecin, né à Roanne. Médecin de la légation à Pékin (Chine).
- André Thiroux (1869-1969), médecin, né à Rouen, premier directeur de l'Institut Pasteur de Madagascar.
- Gérard Émile Mesny (1869-1911), médecin, né à Brest, fils d'un chirurgien de la Marine, mort de la peste en Mandchourie le 12 janvier 1911.

Promotion 1891
- François Henric (1871-1955) né à Marsac (Tarn-et-Garonne), médecin de la Mission Voulet-Chanoine 1897.
- Jean-Paul Boyé (1873-1938) né à Saint-Gaudens, médecin lors de la capture de Samory en 1898.
- Joseph Antoine Chabaneix (1870-1913) né à Périgueux, médecin, mort du typhus à Tien-Tsin (Chine) le 30 avril 1913.

Promotion 1892
- Constant Mathis (1871-1956), médecin, né à Ollioules (Var), fils d'un médecin de Marine mort de la fièvre jaune au Sénégal, Directeur de l'Institut Pasteur de Dakar.
- Jean Augustin Bussière (1872-1958), médecin, né dans la Creuse, Président de l'Université Aurore de Shanghai (Chine).
- Gustave Victor Bouffard (1872-1957). Médecin à Djibouti 1900-1902.

Promotion 1894
- Joseph Louis Briand (1876-1961). Médecin à Tien-Tsin (Chine).

- Antonin Paul Chabaneix (1875-1948), né à Périgueux, frère de Joseph Antoine (promotion 1891), poète sous le nom de plume de Paul Nerval.

Promotion 1895

- Antoine Vincent Rouffandis (1877-1919), médecin, né à Dax, mort lors du naufrage de la canonnière La Grandière sur le Mékong.
- Charles Broquet (1876-1964). Médecin de la peste en Chine.

Promotion 1896

- Noël Pierre Bernard (1875-1971), médecin, né à Béziers, Directeur des Instituts Pasteur d'Outre-mer.

Promotion 1898

- Victor Joseph Ségalen (1878-1919), médecin, né à Brest, romancier, poète, ethnographe, sinologue, archéologue. Décédé en 1919.
- Gaston Henri Désiré Bourret (1875-1917), médecin, né dans les Alpes-Maritimes, mort de la peste à Nouméa en 1917.

Promotion 1899

Albert Blaise Sallet (1877-1948), né dans la Creuse, spécialiste de la flore vietnamienne.

Notons que les élèves des premières promotions venaient de diverses régions de France. Certains venaient des Écoles annexes et entraient en cours de leurs études médicales. Nous ne disposons que de peu de renseignements sur leurs familles. Deux étaient les fils de médecins de Marine.

Un élève de l'École de Santé Navale : Victor Joseph Segalen, le plus illustre des Navalais.

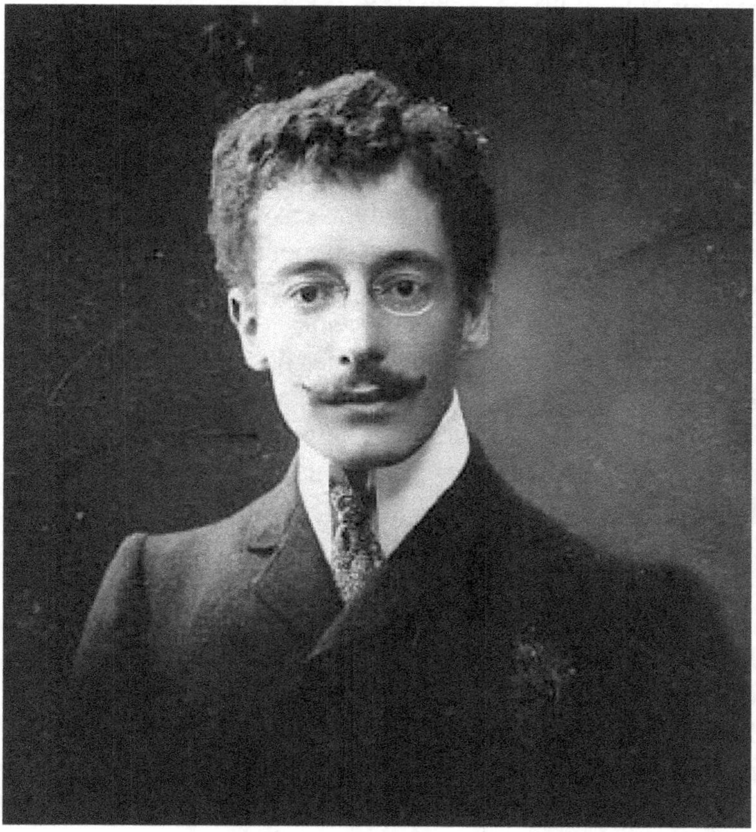

Figure 21 : Victor Joseph Ambroise Désiré Segalen.

Victor Joseph Ambroise Désiré Segalen[108] [109] [110] (1878-1919), médecin de Marine, romancier, poète[111], ethnographe, sinologue et archéologue.

---

[108] Brisou B, Sardet M. *Op. cit.* pp. 734-736.
[109] Louis F. *Devoirs de Mémoire. Op. cit.* pp. 243-245.
[110] Gisserot D. Victor Segalen à Toulon. *Bulletin de l'Association Amicale Santé Navale et d'Outre-Mer (ASNOM)* 2011 ; 121 : 46.

Né à Brest le 14 janvier 1878, il étudie chez les Jésuites, au collège Notre-Dame-du-Bon-Secours à Brest[112], puis au collège catholique de Lesneven. Il commence ses études de médecine à Rennes en 1895, puis est admis en 1896 à l'École annexe de médecine navale de Brest, pour préparer le concours d'entrée à l'École de Santé Navale de Bordeaux qu'il réussit en 1898. Il rêve d'être officier de Marine, mais sa myopie lui barre le métier des armes. Il est donc médecin de Marine. Il s'intéresse pendant ses études aux maladies nerveuses, en particulier aux états neurasthéniques, dont il souffre. Il soutient sa thèse de doctorat en médecine le 29 janvier 1902 sur : « *L'Observation médicale chez les écrivains naturalistes* » qui traite des névroses dans la littérature contemporaine. Il publie sa thèse chez l'éditeur bordelais Cadoret sous le titre « *Cliniciens ès-lettres* ». Une partie de cette thèse a été publiée grâce à l'appui de l'écrivain Rémy de Gourmont (1858-1915), au *Mercure de France,* sous le titre : *« Les synesthésies et l'École symboliste »*.

Il reçoit sa première affectation pour Tahiti et embarque sur la *Durance* le 11 octobre 1902, via New York et San Francisco. Mais, atteint d'une fièvre typhoïde, il est hospitalisé à San Francisco et ne rejoint Tahiti que le 3 janvier 1903. Il participe aux tournées de la *Durance* qui va d'île en île porter secours aux populations, en particulier des îles Tuamotu victimes d'un cyclone.

Il apprend que le peintre Paul Gauguin (1848-1903) est mort à Hiva-Oa aux Marquises le 8 mai 1803. La *Durance* s'y rend et charge des caisses entreposées dans le faré de

[111] Gisserot D. Victor Segalen, médecin de la marine, poète et visionnaire du « Dedans ». *Bulletin de l'Association Amicale Santé Navale et d'Outre-Mer (ASNOM)* 2006 ; 86 : 37-40 et 2007 ; 87 : 39-41

[112] L'un des auteurs de ce livre a effectué une partie de ses études secondaires dans ce collège.

Gauguin. En septembre, à la vente aux enchères, il fait l'acquisition de sept toiles sur les dix proposées et de la palette de Paul Gauguin.

Segalen quitte Tahiti le 1er septembre 1904. Il lui faut six mois de navigation pour le retour en France, dont deux mois à Ceylan pour une avarie de machine de *la Durance* qui aborde à Djibouti le 6 janvier 1905. Segalen interroge à Djibouti les témoins de la vie du poète Arthur Rimbaud (1854-1891) qui avait vécu dans la région pendant plus de 10 ans.
De retour à Toulon le 21 février 1905, il est affecté à l'École des mousses, ce qui lui laisse des loisirs pour se rendre à Paris où il fréquente le compositeur Claude Debussy (1862-1918).

Le 25 avril 1909, il est affecté en Chine. Sa carrière de médecin et d'écrivain va alors s'y dérouler entre 1909 et 1918. Le séjour en Chine a été la *grande affaire de la vie* de Victor Segalen.
Il est d'abord un explorateur. Il s'installe à Pékin avec sa femme Yvonne et son futur compagnon de route, Auguste Gilbert de Voisins, un romancier, fumeur d'opium très fortuné. Il monte une première exploration en 1909 qui le mène jusqu'au bord du Tibet, avant d'explorer le Sichuan et de descendre le Yang-Tseu-Kiang en jonque en période de mousson.
En 1911, il enseigne à l'École de Tien-Tsin et doit faire face à une épidémie de peste. Dans les notes de ses supérieurs, il est écrit : « *Contribue à propager l'influence française en Chine par sa contribution à l'enseignement de la médecine à Tientsin ; honore par là même le corps de santé de la Marine* ».

Ce séjour en Chine a été sa grande période de création littéraire[113] : *Briques et Tuiles* (le journal de l'expédition), *Le fils du ciel, René Leys*, *Odes* et surtout *Stèles* avec son extravagante édition en 1912, à la chinoise, papier de murier, bois de camphre. Pour la première fois, son nom apparait sur une couverture de livre. *Stèles* a été tiré à 81 exemplaires, comme le nombre de dalles de la terrasse du Temple du Ciel que seul l'Empereur pouvait fouler au pied. Il dédie le numéro 1 à Paul Claudel, consul de France.
Il devient le médecin du fils de Yuan-Tché-Kai, président de la République.

En 1914, une deuxième exploration, la mission Segalen - De Voisins - Lartigue, va de Pékin jusqu'à Haiphong et parcourt six mille kilomètres. Segalen avait connu Jean Lartigue - futur amiral - à Bordeaux et l'avait retrouvé enseigne-de-vaisseau à Chongqing en 1909. L'itinéraire de cette expédition devait suivre plus ou moins celui de 1909 jusqu'à Singan-Fou (Xi'an). C'est la route des « champs célestes ». Segalen et ses compagnons pénètrent dans le Shanxi, le Sichuan, puis descendent le long de la vieille route impériale jusque dans le Yunnan, pour finir à Haiphong. Le voyage se déroule pour sa plus grande partie pendant la saison sèche (printemps et été), hors des crues des fleuves. L'expédition a pour but la recherche archéologique. Segalen cherche les anciennes pierres sculptées des Han[114]. Il découvrit la plus ancienne statue chinoise connue, du 1er siècle av. J.-C., qui représente un général chinois à cheval foulant un « barbare ». Il découvrit à Qian Xian le corps de la licorne enfoui sous la terre des collines ravinée

[113] Sardet M. Victor Segalen et la Chine. *Bulletin de l'Association Amicale Santé navale et d'outre-mer (ASNOM)* 2013, 93 : 32-35.
[114] Kenneth White. Sur la route des stèles. Victor Segalen dans les profondeurs de la Chine 1909 et 1914. *Aventuriers du monde. L'iconoclaste,* Paris, 2003, pp. 268-277.

par les pluies. Segalen écrit : « *Un art jailli du sol* ». Toutes ces découvertes sont dessinées et photographiées, la mission étant « armée de mille plaques photographiques en verre ». Cinquante plus tard, Yonne Segalen publiera « *Lettres de Chine* », lettres reçues de son époux au cours de l'expédition.

La guerre de 1914-1918 provoque son retour en France. Il est affecté en mai 1915 à la brigade des fusiliers marins à Dixmude. Malade, il est envoyé à Brest et publie *Peintures* qu'il dédie au peintre Georges Daniel de Monfreid (1856-1929). En décembre, il repart en Chine comme médecin d'une mission chargée de recruter des travailleurs chinois pour les usines d'armement et est de retour à Marseille en mars 1918. Il est gravement malade et est hospitalisé au Val-de-Grâce à Paris. Il écrit alors : « *La vie s'éloigne de moi* ».

Il est retrouvé mort dans la forêt d'Huelgoat le 23 mai où il était parti se promener le 21 mai, revêtu de son uniforme, *Hamlet* à la main. La thèse du suicide a été retenue.
Son nom a été donné à la promotion 1977 de l'École de Santé navale de Bordeaux et à l'Université Bordeaux 2, jusqu'en 2010, date à laquelle le conseil d'administration de la Faculté de médecine a « retiré » ce nom illustre, ce qui a coïncidé avec la fermeture de l'École de Santé Navale en 2010.

Création du Corps de santé des colonies et pays du protectorat en 1890

À la suite des difficultés du Corps de santé de la Marine pour assurer des missions de plus en plus contraignantes et au développement de nouvelles colonies, la nécessité de mettre en place un Corps de santé adapté aux besoins particuliers des colonies, va entraîner la création en 1890 du Corps de santé des colonies et pays du protectorat qui relevait du ministre des Colonies. Sa mission était d'assurer le service de santé dans les hôpitaux, dans les établissements et services coloniaux, confondant les affaires civiles et militaires. Il fut alors fait appel à l'option des médecins de la Marine pour entrer dans ce nouveau Corps, mais aussi à des médecins civils de nationalité française et titulaires du diplôme de docteur en médecine. En 1905, fut créée à Marseille l'École d'Application du Pharo[115] afin de mettre en œuvre un enseignement pratique et complet en médecine tropicale.

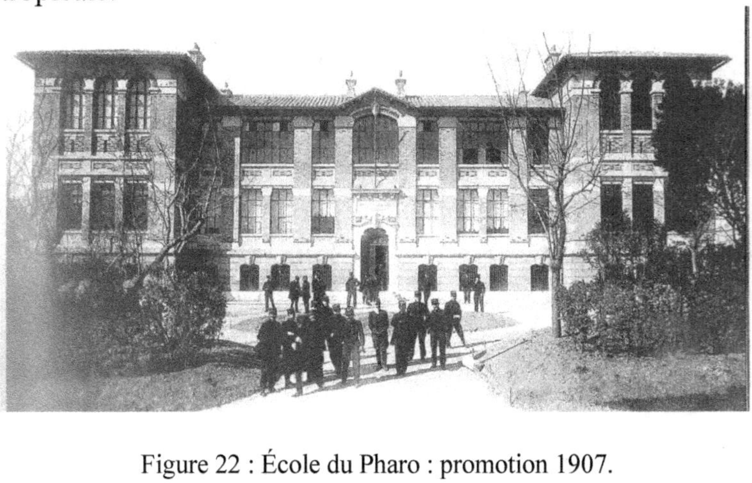

Figure 22 : École du Pharo : promotion 1907.

[115] *L'École du Pharo. Cent ans de Médecine Outre-Mer 1905-2005.* Lavauzelle 2005, 220 p.

LE SERVICE DE SANTÉ DE L'ARMÉE DE TERRE

Au XVIIe siècle, la France disposait de deux armées : l'Armée de Terre qui dépendait du département de la Guerre créé en 1589 et l'Armée de Mer qui dépendant du département de la Marine crée en 1669.

Le Service de Santé de l'Armée de Terre avait été créé par un édit royal[116] de Louis XIV du 1er janvier 1708 et enregistré au Parlement le 22 mars 1708 *« portant création de Médecins & Chirurgiens Inspecteurs généraux, Chirurgiens Majors des Camps et Armées, Médecins & Chirurgiens Majors des Hôpitaux des Villes et Places de Guerre, & des Armées de Terre »*. Il avait été précédé en 1689 par l'ordonnance royale régissant l'organisation et le fonctionnement des hôpitaux des armées navales et dans les ports. Cet édit est considéré comme l'acte de naissance de la médecine militaire française[117].

---

[116] Édit Royal donné à Versailles au mois de janvier 1708. *Médecine et Armées 2008* ; 36 : 393.

[117] Le service de santé des armées ou trois siècles d'histoire. *La Revue du Praticien 2020* ; 70 : 805-810.

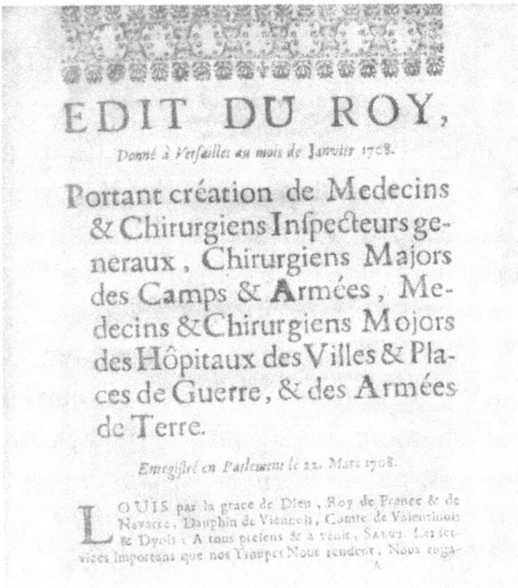

EDIT DU ROY,

Donné à Verſailles au mois de Janvier 1708.

Portant création de Medecins & Chirurgiens Inſpecteurs generaux, Chirurgiens Majors des Camps & Armées, Medecins & Chirurgiens Mojors des Hôpitaux des Villes & Places de Guerre, & des Armées de Terre.

Enregiſtré en Parlement le 22. Mars 1708.

LOUIS par la grace de Dieu, Roy de France & de Navarre, Dauphin de Viennois, Comte de Valentinois & Dyois : A tous preſens & à venir, SALUT. Les ſervices importans que nos Troupes Nous rendent, Nous engaA

Figure 23 : Édit du Roy, donné à Versailles en 1708.

L'École du Val-de-Grâce

Les officiers du service de santé militaire étaient formés au Val-de-Grâce à Paris et dans les Écoles du Service de santé des Armées de Strasbourg et de Lyon. Le Val-de-Grâce, ancienne abbaye des Bénédictines[118], avait été transformé par un décret de la Convention (1792-1793) en Hôpital militaire. En 1850, un décret porta création au Val-de-Grâce d'une École d'Application de Médecine militaire, où les

[118] Selon le vœu d'Anne d'Autriche (1601-1666), épouse de Louis XIII (1601-1643), à la suite à la naissance en 1638 du futur Louis XIV, « *un enfant du miracle* ». Les bénédictines furent expulsées de leur abbaye le 31 juillet 1793 et un décret de la Convention affecta « *la ci-devant abbaye du Val-de-Grâce au service d'un hôpital militaire* ».

docteurs en médecine, quelle que soit leur origine, civile ou militaire, devaient accomplir un stage d'une année.

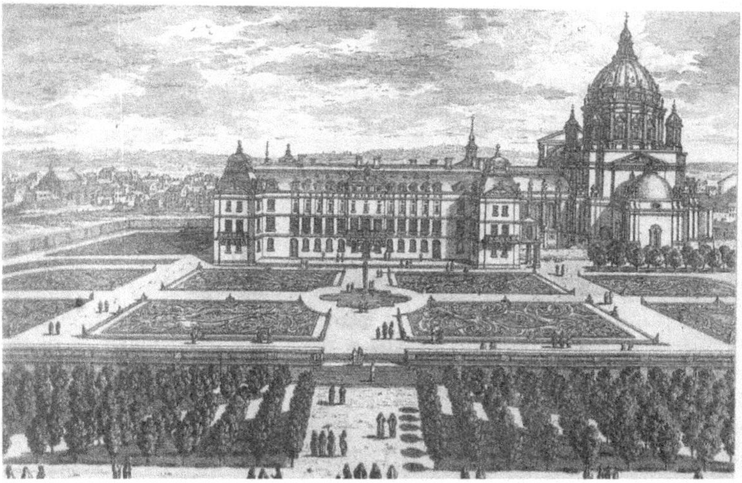

Figure 24 : Vue et perspective du Val de Grâce.

À partir de 1850 et jusqu'à la fin de la guerre 1914-1918, l'École du Val-de-Grâce a connu une longue période d'expansion et de progrès.

Elle va s'illustrer par les travaux d'un corps enseignant mondialement connu. Citons Jean Antoine Villemin (1827-1892) et la tuberculose, Alphonse Laveran (1845-1922) et le paludisme, Hyacinthe Vincent (1862-1950) et la fièvre typhoïde…

L'École Impériale du Service de santé militaire de Strasbourg

L'École Impériale du Service de santé militaire fut ouverte à Strasbourg[119] [120] en 1856, Napoléon III (1808-1873) étant Empereur des Français de 1852 à 1870. La Faculté de Médecine de Strasbourg, fondée en 1538, va alors assurer la formation des futurs médecins et pharmacies militaires. Les médecins, après quatre ans d'études, soutenaient une thèse de doctorat en médecine, avant de rejoindre le Val-de-Grâce. Déclarée le 19 juillet 1870, la guerre vit les élèves en dernière année d'étude rejoindre l'armée du Rhin. Puis, l'ennemi encercla Strasbourg pendant un mois et demi, et la bombarda. L'école reçut le baptême du feu sur ses bâtiments. La capitulation de Strasbourg entraîna la fermeture définitive de l'École qui avait formé, en 14 ans, 1 054 médecins, notamment Alphonse Laveran qui découvrit à Constantine l'hématozoaire du paludisme et devint en 1907 le premier Prix Nobel de médecine français. L'École de Lyon, ouverte en 1889, conserve pieusement les reliques de cette école originelle dans sa Salle de Tradition.

L'ancienne école est occupée aujourd'hui par la direction des musées et le Cabinet des estampes et des dessins de Strasbourg.

---

[119] Kleider Bertrand, Pabst Jean-Yves. *L'École impériale du Service de santé militaire de Strasbourg (1856-1870). In : Revue d'histoire de la pharmacie*, 93e année, n° 345, 2005. p. 61–72. doi : 10.3406/pharm.2005.5760

[120] Jean-Marie Le Minor, Gérard Laurent, Gilbert Vicente, Jean-Yves Pabst, Bertrand Ludes, *L'École impériale du Service de Santé militaire de Strasbourg (1856-1870)*. Presses universitaires de Strasbourg, 2006.

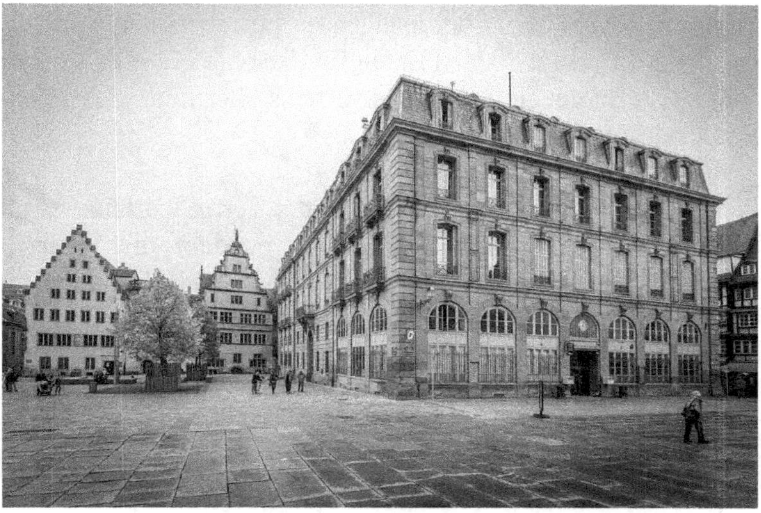

Figure 25 : École impériale du Service de santé de Strasbourg.

L'École du Service de santé militaire de Lyon

L'École du Service de santé militaire de Lyon[121] a remplacé l'École de Strasbourg en 1889. Construite sur l'avenue des Ponts (devenue en 1907 l'avenue Berthelot), proche de la faculté de médecine alors située quai du Rhône. Il existait déjà à Lyon un hôpital militaire, l'Hôpital Desgenettes[122], ouvert en 1832. En 1925, fut créée une section coloniale qui comptait, dans chaque promotion, 20 à 30 élèves. Cette section fut fermée en 1956. Les élèves rejoignaient, après leur thèse, l'École d'Application du Pharo où ils retrouvaient leurs camarades bordelais.

---

[121] Chanteloube M. *L'École du Service de santé des Armées de Lyon : album du centenaire*. Lavauzelle Ed. Paris 1988, 128 p.

[122] René-Nicolas Dufriche, baron Desgenettes, né à Alençon le 23 mai 1762 et mort à Paris le 3 février 1837, est un médecin militaire français qui s'est distingué pendant les campagnes napoléoniennes.

Puis, en 1981, l'école déménagea en périphérie de Lyon, à Bron. Le 1er juillet 2011, l'École fut dissoute et vit naitre sur son site l'École de santé des armées, héritière des deux Écoles de Lyon et Bordeaux.

Parmi les médecins de l'Armée de Terre, certains sont connus par leur action personnelle pendant une guerre, comme Jean-Jacques Matignon (1866-1928) pendant la guerre des Boxers en Chine. D'autres, la plupart, ont fait partie du Service de santé au cours des guerres coloniales, à Saint-Domingue (1801-1804), au Mexique (1862-1867) ou à Madagascar (1894-1895).

La Révolte des Boxers de 1899-1900 fut fomentée en Chine par une société secrète, opposée aux réformes, aux colons étrangers et au pouvoir des Qing qui régnaient depuis 1644. En janvier1900, l'impératrice douairière Cixi (1835-1908) reconnut les sociétés secrètes. Le 19 mai 1900, Alphonse Favier (1837-1905), prêtre lazariste, vicaire apostolique de Pékin et présent en Chine depuis 1862, écrivait à Stephen Pichon (1857-1933), ministre de France en Chine, homme politique et diplomate, chargé du protectorat de toutes les missions catholiques sur le territoire chinois, alertant du danger et appelant à l'aide : « *Croyez-moi, je vous prie, M. le Ministre, je suis bien informé et je n'avance rien à la légère. La persécution religieuse n'est qu'un rideau ; le but principal est l'extermination des Européens, but qui est clairement indiqué et écrit sur les étendards des Boxers. Leurs affiliés les attendent à Pékin ; on doit commencer par l'attaque des églises et finir par celle des Légations* ». Stephen Pichon en réfère à Théophile Delcassé (1852-1923), ministre français des Affaires étrangères, en indiquant qu'il y a probablement une part d'exagération, sentiment que partagent les autres légations.

Les Boxers et les troupes impériales chinoises attaquèrent les légations étrangères présentes à Pékin le 28 mai. Le corps expéditionnaire issu de l'alliance de huit nations, dont la France, ne libéra Pékin que le 18 août 1900.

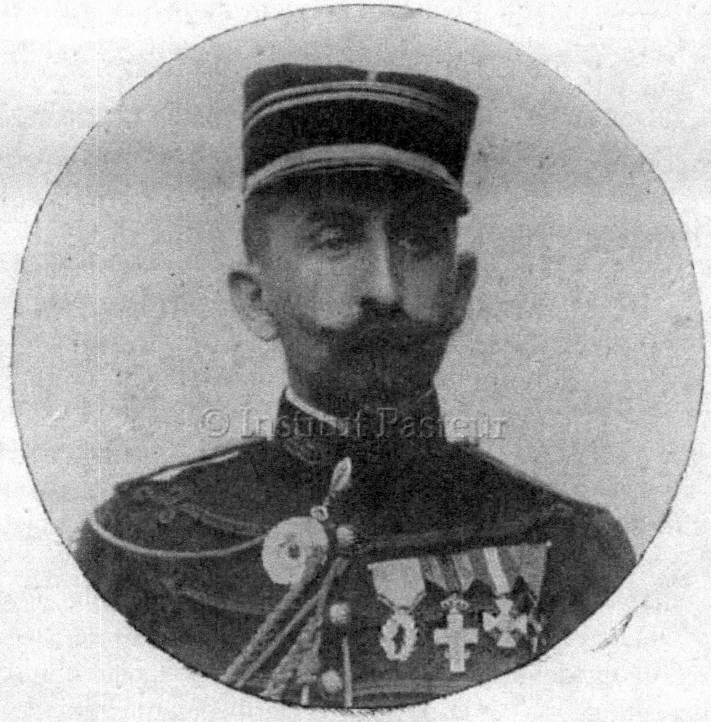

M. LE DOCTEUR J. MATIGNON
Médecin aide-major de l'armée, attaché à la légation de France en Chine ; un des deux seuls Français qui aient visité la Mongolie.

Figure 26 : Jean-Jacques Matignon.

Jean-Jacques Matignon à Pékin (1866-1928), un médecin militaire attaché à la Légation française de 1894 à 1901.

Né à Eynesse en Gironde, le 29 novembre 1866, ancien interne-lauréat des hôpitaux de Bordeaux, il rejoint l'armée en 1887 en tant que soldat du 6e régiment de hussards, puis fin 1889 en tant que médecin de réserve au 14e régiment d'Artillerie.
Il soutient sa thèse de doctorat en médecine le 14 décembre 1892 qui a pour titre : « *De la gastroentérostomie dans le cancer du pylore* ».
Il intègre l'École du Val-de-Grâce le 28 décembre 1892 comme stagiaire et est nommé aide-major de deuxième classe le 9 octobre 1893. Il accomplit un premier séjour en Chine de 1894 à 1898 comme médecin à la Légation de France à Pékin. Il organise un hôpital et un rudiment d'école française. En 1895, il se distingue lors des épidémies de typhus, de choléra et de peste qui font plus de 50 000 victimes à Pékin. En 1897, il effectue un voyage d'information au Japon et en Corée. Il parcourt à bicyclette le Japon avec le capitaine Vidal, attaché militaire à la Légation de France à Pékin. En 1897, il est en Mongolie où sévit une épidémie de peste. Le chargé d'affaires de Russie à Pékin lui demanda de lui transmettre à son retour son rapport médical, car la possibilité de la contamination de la Sibérie intéresse fort la Russie. Son rapport est aussitôt télégraphié à Pétersbourg. Le gouvernement russe, pour reconnaître l'intérêt de sa mission, lui confère la Croix de Sainte-Anne[123].

Après un séjour en France, il repart pour la Chine le 8 octobre 1899. Il participe au siège des Légations à Pékin du

[123] L'Ordre de Sainte-Anne était un ordre de chevalerie du duché de Holstein-Gottorp, puis un ordre honorifique de l'Empire russe. La devise de cet ordre était « Amour, justice, piété et fidélité ».

28 mai au 18 août 1900, durant lequel il tient un journal au jour le jour qui a été publié tout récemment[124] [125]. Il y décrit son action qui en fait un des héros du siège.
Le 15 juin, le Père Pasquale Raffaele d'Addosio (1835-1900), prêtre italien, prévient qu'il vient d'apprendre par un de ses catéchistes que 150 chrétiens sont depuis vingt-quatre heures, assiégés par les Boxers sur le terre-plein de son église de Nan-Tang, qu'ils s'y défendent avec des briques. Stephen Pichon demande à Matignon « *d'enrôler des volontaires pour vous accompagner au Nan-tang* ». Matignon recrute douze volontaires de plusieurs nationalités armés « *en dépit du bon sens* ». Ils partent dans les rues désertes de Pékin au matin du 15 juin. Arrivés au boulevard de l'Église, ils sont encerclés par les Boxers et l'armée régulière chinoise que quelques coups de feu font reculer. Le « commando Matignon » recueille 75 à 80 réfugiés, dont certains gravement blessés.

Jean-Jacques Matignon aurait été blessé le 22 juin et considéré comme mort. Le *Temps* du 19 juillet 1900 fit paraître une nécrologie « prématurée », qui fut reprise par le *Progrès médical* du 21 juillet et par le *British Medical Journal* du 28 juillet 1900. Dans son Journal en date du 22 juin, Matignon ne parle pas d'une blessure, mais d'une fusillade dans la rue des Légations, ayant atteint un officier autrichien, qui était près de lui, à la cuisse droite.

La société des Boxers fut dissoute le 1er février 1901 par les autorités chinoises. L'impératrice Cixi qui avait fui la Cité

---

[124] Jean-Jacques Matignon. *Les 55 jours de Pékin : Journal d'un médecin au siège des Légations 28 mai-18 août 1900*. Introduction, établissement du texte, notes et index par Juliette Bourdin. Éditions Jean-Jacques Wuillaume. Collection Histoire et Patrimoine. Novembre 2021, 353 p.

[125] La Défense de la légation de France (Pékin du 13 juin au 15 août 1900) a paru à Paris, Libraires associés, 1902.

interdite, « *tourna sa veste* » et donna l'ordre aux troupes impériales chinoises de participer à la répression des Boxers. Un traité de paix fut signé à Pékin le 7 septembre 1901. Stephen Pichon prit part aux négociations collectives des huit nations avec la Chine, qui dut payer des réparations jusqu'au début des années 1930.

La révolte des Boxers a entraîné la mort de plus de 30 000 chrétiens chinois et de plus de 300 missionnaires[126].
De retour en France à Marseille le 2 mars 1901, Matignon est affecté au 14e régiment d'artillerie à Bordeaux, puis à la caserne de Château-Landon des Pompiers de Paris. Il fera une mission en Asie lors de la guerre russo-japonaise de 1904-1905, accompagnant un détachement de militaires français envoyés comme observateurs auprès des troupes japonaises.

En 1911, le Ministère de l'Instruction publique le charge d'une mission au Siam, en Indochine et en Chine méridionale.
En métropole, il fut chef de laboratoire de pathologie exotique à la faculté de médecine de Bordeaux et médecin consultant à Châtel-Guyon, où il reçut de nombreux coloniaux. Pendant la guerre 1914-1918, il fut médecin-major du 339e régiment d'infanterie, puis adjoint au Directeur du Service de santé de la 4e Région. En mai 1926, il fut affecté au gouvernement militaire de Paris. Il est décédé le 18 mars 1828 à Paris.

[126] Dans son récit, « *Les derniers jours de Pékin* », l'écrivain Pierre Loti1850-1923), officier de marine, qui a participé au corps expéditionnaire des puissances occidentales envoyé en Chine pour réprimer l'insurrection des Boxers, apporte un témoignage poignant de la situation de la ville impériale occupée.

Il avait publié de nombreux articles, dont en 1899 : « *Superstition, crime et misère en Chine : souvenirs de biologie sociale* » et en 1903 : « *L'Orient lointain : Chine, Corée, Mongolie, Japon : impressions et souvenirs de séjour* ». Il évoque en quelques lignes les connaissances des médecins chinois en anatomie et en physiologie et le traitement par l'acupuncture. Pour Matignon, la médecine des Chinois était au XIXe siècle, moins scientifique que celle d'Hippocrate. La littérature médicale était riche, mais n'avait aucun caractère d'originalité. Elle n'était que des commentaires des œuvres des vieux maîtres, choses sacrées auxquelles personne n'osait toucher.

Les expéditions guerrières menées outre-mer par l'Armée de Terre

. La tragédie de Saint-Domingue (1801-1803)

Le 14 août 1791, des esclaves revendiquèrent l'abolition de l'esclavage et dans la nuit du 22 au 23 août éclata une violente insurrection qui fut le début d'une guerre meurtrière. L'expédition de reconquête de Saint-Domingue[127] fut lancée par Napoléon Bonaparte - Premier Consul - en 1801.
L'organisation du service de santé se fit dans la confusion. Le 12 novembre 1801, le général Louis-Alexandre Berthier (1753-1815), ministre de la Guerre, désigna « *pour être employé* » à l'expédition de Saint-Domingue le médecin-en-chef Nicolas-Pierre Gilbert (1751-1811), un chirurgien-en-chef qui ne prit pas le départ, ainsi que le pharmacien-en chef Louis-Esprit Bellamy (1750-1809). De son côté, le contre-amiral Denis Decrès (1761-1820), ministre de la

[127] https://fr.wikipedia.org/wiki/Exp%C3%A9dition_de_Saint-Domingue

Marine et des Colonies, désigna trois « *officiers de santé en chef de la colonie : le médecin Peyre, le chirurgien Traduc et le pharmacien Bouvier, qui possédaient l'expérience de nombreuses années de service à Saint-Domingue ou dans les Antilles* ». Au débarquement, ce trio imposa sa présence à ses collègues de l'armée de terre et finit même par les remplacer dans le cadre de la création, le 4 mai 1802, d'un Conseil de santé colonial chargé de gérer conjointement les affaires médicales de l'armée et de la colonie.

Mais, le général Charles Victoire Emmanuel Leclerc[128] (1772-1802), commandant en chef et beau-frère de Bonaparte, « *voulant organiser d'une manière définitive et stable les hôpitaux militaires et civils de la colonie et simplifier tout ce qui concerne l'art de guérir appliqué aux individus qui en font séjour* », prit le 4 mai 1802 un arrêté aux termes duquel il créa un Conseil de santé colonial et un inspecteur du Service de Santé de la colonie, fixant leurs attributions respectives et désignant les titulaires. Gilbert, Trabuc et Bouvier furent nommés membres du Conseil de Santé colonial, et Peyre fut nommé inspecteur.

Malgré les tensions entre officiers de santé militaires et coloniaux, la coopération scientifique a été réelle, culminant avec la parution d'un « *Journal des officiers de santé de Saint-Domingue* » de février à juin 1803, dans lequel ils partageaient et discutaient leurs observations cliniques.

Nicolas Pierre Gilbert[129] fut donc le premier médecin-en-chef de l'expédition. Quatre médecins-en-chef furent « usés » à ce poste en deux ans.

---

[128] Décédé de la fièvre jaune le 2 novembre 1802, à l'âge de 30 ans

[129] Charles Gasc, « Nécrologie - Notice historique sur N. P. Gilbert », *Journal général de médecine, de chirurgie et de pharmacie*, vol. 52, 1815.

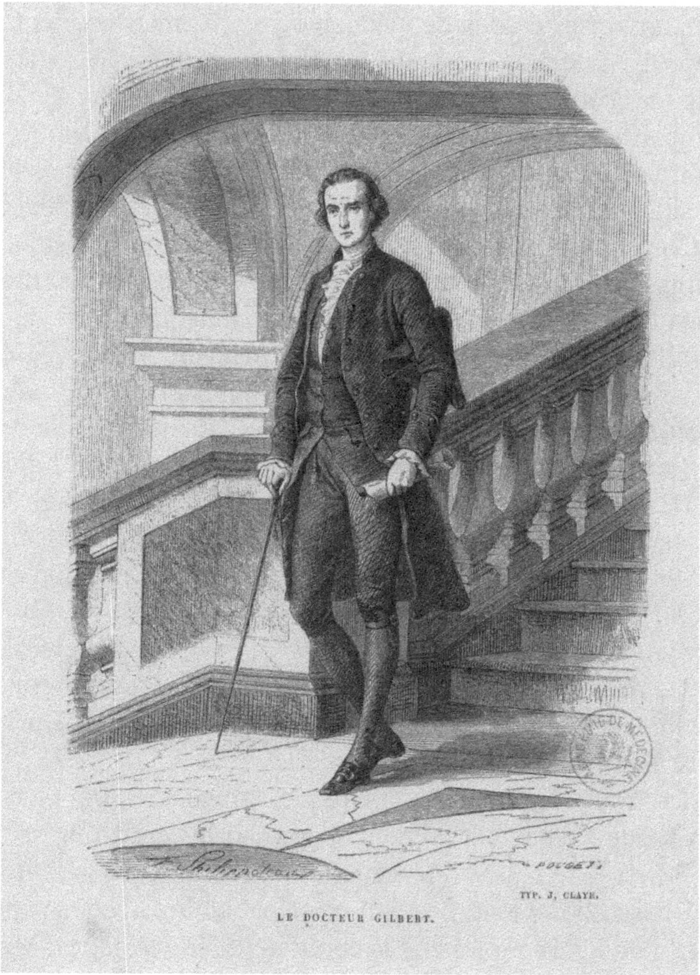

Figure 27 : Nicolas-Pierre Gilbert.

Nicolas-Pierre Gilbert (1751-1814).

Né à Brest, il obtient en 1768 une place d'élève chirurgien de la Marine. Embarqué comme chirurgien pour le service des Indes-Orientales, sur *l'Union*, il est atteint du scorbut et quitte à son retour le service de santé de la Marine, afin de

poursuivre ses études de médecine à Paris, mais soutient sa thèse à Angers, n'étant pas assez fortuné pour la soutenir dans la capitale. En 1779, il est rappelé à Brest pour combattre le typhus propagé par l'escadre de La Motte. Il contracte lui-même la maladie. En décembre 1792, il est président du Conseil général d'Ille-et-Vilaine, et suppléant à la Convention nationale, où il refuse de siéger et donne sa démission et est décrété d'arrestation. Obligé de fuir, il est considéré comme émigré et ses biens, ainsi que ceux de sa famille, sont pillés[130]. Emprisonné pendant 6 mois, il est libéré sous réserve qu'il intègre dans la médecine militaire. Il est alors nommé médecin-en-chef à l'Armée de Sambre-et-Meuse en 1794, puis nommé au Val-de-Grâce de 1795 à 1801. Il est ensuite affecté comme médecin-chef de l'expédition de Saint-Domingue en 1801, où il contracte la fièvre jaune, en réchappe et écrit sur le sujet[131], ainsi que sur « L*es maladies internes et externes des troupes à Saint-Domingue et sur leur traitement*[132] ». Pour les officiers de santé, dit-il : « *Il est important qu'ils connaissent assez la botanique usuelle de Saint-Domingue pour être en état de faire des substitutions bien entendues* ".
Il se retrouve médecin de la Grande Armée en 1806. Quand la Grande Armée entre en campagne, il reste à Königsberg en Prusse-Orientale où il recueille les rescapés de la retraite de Russie. Il devient médecin principal de la Grande Armée le 1er janvier 1813, lors de la captivité de Desgenettes. Mais « *au bout d'un mois, ses infirmités l'obligèrent à demander la permission de rentrer en France* ».

[130] Constant Saucerotte, *Les médecins pendant la Révolution*, Éd. Louis Pariente, 1989 (ISBN 978-2-902474-55-4).
[131] *Histoire médicale de l'armée française à Saint-Domingue en l'an X : ou Mémoire sur la fièvre jaune, avec un aperçu de la topographie médicale de cette colonie*, Paris, Gabon, 1803, 103 p.
[132] *Instruction des officiers de santé en chef de l'armée, sur les maladies internes et externes des troupes à Saint-Domingue et sur leur traitement.*

Il reprend du service au Val-de-Grâce en 1813 et décède le 19 décembre 1814.

Il avait donc survécu miraculeusement à trois maladies très graves : scorbut, typhus et fièvre jaune.

Le dernier fut médecin-en-chef de l'expédition fut François Victor Bally[133] (1775-1860).

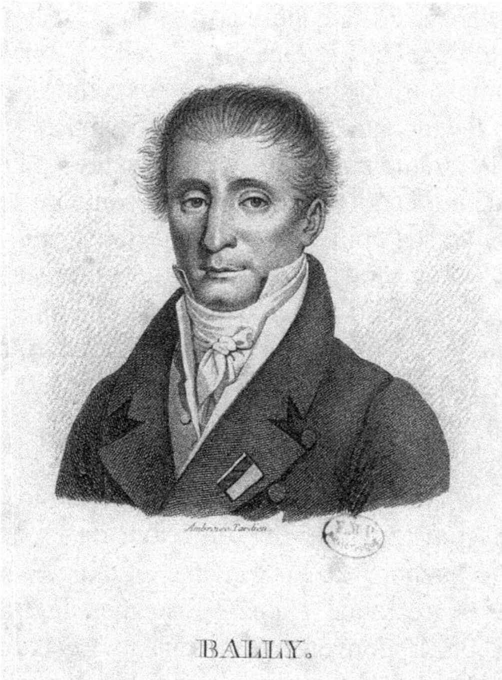

Figure 28 : François-Victor Bally.

[133] Joseph Minjollat de La Porte, *Notice sur le docteur François-Victor Bally : médecin en chef de l'expédition de Saint-Domingue, né à Beaurepaire d'Isère, le 22 avril 1775, mort à Salon (Bouches du-Rhône), le 21 avril 1866*, Vienne, imprimerie de Savigné, 1867, 11 p., in-8

François-Victor Bally (1775-1860).

Il naquit à Beaurepaire, autrefois rattachée à l'ancienne province du Dauphiné, actuellement située dans le département de l'Isère en région Auvergne-Rhône-Alpes. Il entra comme élève à l'âge de quinze ans à l'Hôpital militaire de Grenoble, puis partit comme chirurgien aux armées. En 1794, il alla poursuivre ses études de médecine à la Faculté de Montpellier où il fut reçu docteur en médecine en 1797 après la soutenance d'une thèse portant sur la gangrène.
En 1802, à l'âge de 27 ans, il succéda à Nicolas-Pierre Gilbert comme médecin-chef de l'expédition de Saint-Domingue. Il rencontra des difficultés de toutes sortes et en particulier la rivalité entre les Corps de santé, qui devint une obsession dans l'esprit des officiers de santé de l'Armée de Terre. Mais c'est l'épidémie de fièvre jaune qui, dès le 15 avril 1802, occupa tous les officiers de santé sur place. La fièvre jaune décima l'armée française et emporta 40 000 hommes sur les 59 000 qui avaient débarqué entre 1791 et 1803. Près de 250 chirurgiens, pharmaciens et médecins décédèrent pendant toute la campagne.

Prisonnier des Anglais, mais libéré sur parole, François-Victor Bally poursuivit, avant son retour en France, l'étude de la fièvre jaune[134] à La Havane et aux États-Unis[135]. Lorsque la fièvre jaune gagna l'Espagne, de Barcelone à Cadix en 1805, le gouvernement français le chargea d'aller sur place rechercher l'origine de la maladie. Il quitta l'Armée en 1820 alors qu'une nouvelle épidémie atteignait Barcelone, amenée par les navires venant de La Havane. Les provinces

[134] Bally François Victor, « Aperçu de la fièvre jaune », dans *Journal des officiers de santé de Saint-Domingue, n°* 1, Saint-Domingue, Imprimerie du gouvernement, 1803, p. 9-10.
[135] Bally François Victor, *Du typhus d'Amérique ou fièvre jaun*e, Paris, Smith, 1814, p. 472.

du midi de la France étant menacées, le ministère de l'Intérieur créa une commission médicale qui se rendit à Barcelone où Bally eut pour mission de visiter les malades en ville et dans les hôpitaux. Ses observations firent de lui un contagionniste[136] [137]convaincu.

Il fut nommé, à partir de 1722, médecin en chef des Hôpitaux parisiens, à la Pitié, la Charité et à l'Hôtel-Dieu. En 1832-1833, il fut chargé des salles de cholériques de l'Hôtel-Dieu.
Il termina sa vie à Salon-de-Provence, auprès de son neveu, Victor Bally, chirurgien-en-chef de l'hôpital de cette ville.
Il avait été élu membre de l'Académie impériale de médecine et en fut le président en 1840.

Louis-Esprit Bonamy (1750-1809)[138] [139], un pharmacien militaire à Saint-Domingue

Il est né le 22 octobre 1750 à Nantes au sein d'une famille d'apothicaires : arrière-grand-père, grand-père et père

[136] Médecin qui soutient la contagion de la fièvre jaune et de la peste, et recommande les mesures de quarantaines, les barrières et les précautions sanitaires (Dictionnaire Littré).
[137] *Une querelle médicale du début du XIXe siècle : infectionnisme et contagionnisme, ou l'ambiguïté du rapport entre raison et progrès. Grégory Beriet, Actes des congrès nationaux des sociétés historiques et scientifiques Année 2009 131-1 pp. 23-33. https://www.persee.fr/doc/acths_1764-7355_2009_act_131_1_1589*
[138] La famille Buonamici, dont le patronyme fut francisé en Bonamy, provient de plusieurs vagues successives d'immigration d'une même famille originaire de Florence dont le membre le plus célèbre, Francesco Buonamici (v.1490 - v.1562), médecin, s'installa comme médecin à Nantes.
[139] Massy R. Louis-Esprit Bonamy, pharmacien militaire (1750-1809) : Communication faite le 23 octobre 1957 à la Commission d'Histoire de la Pharmacie Militaire. *Revue d'Histoire de la Pharmacie 1959 : 161 ; 89-93.*

étaient maîtres-apothicaires à Nantes. Louis-Esprit fut reçu maître en pharmacie en 1777.
Il partit à Saint-Domingue en 1782 « pour ses affaires ». Il fut employé au service des hôpitaux du Cap de 1782 à 1791. Puis, il rentra en métropole en 1792 et prêta le serment civique décrété par l'Assemblée nationale, le 14 septembre. Le 19 janvier 1793, à l'âge de 42 ans, il fut nommé apothicaire-major de l'expédition des îles du Vent. Mais le 29 avril 1795, il fut destitué de son emploi, comme « ayant participé aux horreurs commises sous la tyrannie qui a précédé le 9 thermidor[140] ». Le 27 novembre 1795, le Conseil de Santé demanda sa réintégration « dans la place de pharmacien-en-chef de l'expédition des Indes Orientales ». La demande n'ayant pas été suivie d'effets, le Conseil de Santé renouvela sa demande, signée par huit de ses membres, dont Pierre Bayen (1725-1798), le père de la pharmacie militaire et Antoine Auguste Parmentier (1737-1813), pharmacien militaire et agronome. Bonamy fut donc réintégré et embarqua le 12 mars 1796 pour Saint-Domingue où il arriva le 10 mai, mais réembarqua le 4 janvier 1797 pour débarquer à Rochefort le 26 février et être réformé le 3 août 1797.
Il est rappelé à l'activité comme pharmacien de 1re classe à l'Hôpital militaire de Rennes le 16 février 1798, puis à l'hôpital militaire de Quimper, pour être de nouveau réformé le 14 avril 1801.

Mais sa carrière ne s'arrête pas là… Le 12 novembre 1801, le ministre de la Guerre le désigne « pour être employé en qualité de pharmacien en chef à l'expédition de Saint-Domingue ». De son côté, le ministre de la Marine désigne Bouvier, comme pharmacien-en-chef qui va être préféré à Bonamy. Jean-François Coste (1741-1819), qui avait été le

[140] 9 thermidor an II (27 juillet 1794) : arrestation de Maximilien Robespierre.

médecin-chef de l'expédition française aux Amériques en 1780, écrivit à Bonamy : « *Il a été pénible pour nous, citoyen, d'apprendre que votre service n'était pas assuré, et que sans quelques médicaments que la Marine a pu vous fournir, vous en auriez totalement manqué* ». L'ordonnateur en chef du Corps expéditionnaire, Hector Daure (1774-1846) informa alors Bonamy qu'il était remis à la disposition du ministre de la Guerre.

L'épidémie de fièvre jaune faisait alors de nombreuses victimes et Bonamy insista pour être rapatrié. Leclerc traita alors Bonamy de « lâche » et lui signifia qu'il a pour lui « le plus profond mépris ». Bonamy rentra en France le 30 novembre 1802 et cessa toute activité le 28 octobre 1803.
À sa décharge, Bonamy était aveugle et il avait contracté la lèpre à Saint-Domingue.

Il mourut à Rennes le 8 mai 1809.

. La Guerre du Mexique (1862-1867)

À l'origine de la guerre au Mexique, se trouvent des Mexicains conservateurs présents en Europe qui souhaitaient installer au Mexique un souverain européen catholique, afin de contrebalancer la puissance des « jeunes » États-Unis protestants. Seules, les armées françaises firent la guerre aux Mexicains, les Anglais et les Espagnols s'étant retirés d'une coalition mort-née. Les troupes françaises qui débarquèrent à Vera-Cruz comprenaient des régiments du département de la Guerre et du département de la Marine, soit plus de 6 500 hommes. Un renfort de 26 000 hommes fut envoyé en septembre 1862. Finalement, sous la pression diplomatique américaine, Napoléon III dut retirer ses troupes en février 1867.

Le bilan sanitaire de l'expédition du Mexique a été très lourd. Six mille soldats sont morts de la fièvre jaune[141] qui a « *dominé entièrement la pathologie du Mexique* », occupant en grande partie de l'activité des médecins de la Guerre et de la Marine, mais aussi de dysenterie, de paludisme et de typhus. La fièvre jaune fut particulièrement virulente à Vera-Cruz, centre de débarquement et base des opérations des troupes françaises dans le pays. Le corps expéditionnaire y débarqua le 7 janvier 1862. À la fin du mois de mars, une grave épidémie de fièvre jaune se déclara, alors que chaque année, la ville était touchée. Le fléau y était attendu chaque année, vers les mois d'avril-mai, comme le montrent les rapports par quinzaine de l'administration militaire au ministre de la Guerre[142]. Puis deux autres épidémies de fièvre jaune se déclarèrent en 1863 et en 1866. L'armée de terre qui ne fit que transiter à Vera-Cruz fut moins touchée (450 morts de fièvre jaune) que la Marine, qui y séjournait[143] [144] (700 morts en majorité en 1862).

L'épidémie de fièvre jaune a permis une confrontation des connaissances sur ce sujet, entraînant un débat au sein du monde médical.

---

[141] Fredj Claire, « Cerner une épidémie : Le travail des médecins militaires sur la fièvre jaune au Mexique en 1862 et 1867 », *Genèses*, 2000/1 (n° 38), p. 79-104. DOI : 10.3917/gen.038.0079. URL : https://www.cairn.info/revue-geneses-2000-1-page-79.htm

[142] Service historique de l'armée de terre (SHAT), Vincennes, G7 124-125.

[143] Maria Bocquet Molero, « *Fièvre jaune et interventions étrangères au Mexique 1821-1867* », thèse de troisième cycle, Nice, 1991, pp. 435-442.

[144] Jules Bernard, « *Études sur la fièvre jaune d'après les notes recueillies à la Vera Cruz (Mexique) pendant les années 1862, 1863, 1864* », thèse de doctorat, Montpellier, 1868.

Auguste Frédéric Dutroulau (1808-1872), médecin de Marine, avait fait une description clinique, demeurée classique, de la fièvre jaune[145] dans sa thèse soutenue à Paris en 1842 avec comme titre « *Épidémie de fièvre jaune à la Martinique (de février 1839 à juillet 1841)* ». C'était l'une des références les plus citées par les médecins militaires qui discutaient ses conclusions lors de leurs propres observations.

La fièvre jaune était une maladie considérée comme miasmatique[146]. Mais Louis Daniel Beauperthuy (1807-1871) établit en 1853 qu'elle était associée aux moustiques et non pas à un air malsain comme on le croyait jusque-là : une véritable révolution à l'époque.

Louis Daniel Beauperthuy (1807-1871), l'un des premiers observateurs du lien entre moustiques et fièvre jaune[147].

Son grand-père, originaire de Périgueux, était professeur de chirurgie et « chirurgien appelé du roi » Louis XV. Désigné pour voyager aux Antilles, il arriva en 1754 à Sainte-Rose en Guadeloupe comme médecin de l'hôpital militaire, localité où naquit son petit-fils Louis Daniel. Il fit ses études de médecine à la Faculté de médecine de Paris et obtint en 1837 le titre de docteur en Médecine. En 1838, il fut envoyé par le Muséum d'histoire naturelle de Paris au

[145] Auguste-Frédéric Dutroulau, « Rapport sur l'épidémie de fièvre jaune de la Basse-Terre en 1853 », in *Revue Coloniale*, Paris, 1854.

[146] Selon le Larousse du XIXe siècle, le miasme est une « substance virulente intimement mélangée à l'humidité normale de l'air atmosphérique. Il provient des tissus végétaux ou animaux en voie de décomposition […] il modifie, au simple contact, les substances organisées vivantes […]. La respiration est la voie le plus favorable à l'action du miasme ».

[147] Beauperthuy de Benedetti, Rosario, « Beauperthuy et la découverte de la transmission de la fièvre jaune par les moustiques », *Histoire des Sciences médicales*, vol. 4, n° 1, 1970, p. 31-40 (lire en ligne [archive]).

Venezuela en tant que naturaliste. En 1840, il s'installa définitivement à Cumaná dont il devient le médecin-chef en 1853 et l'agent consulaire de la France. Il prit activement part aux œuvres sociales de Cumaná, luttant contre les épidémies et des catastrophes naturelles, comme les séismes de 1843 et de 1853.

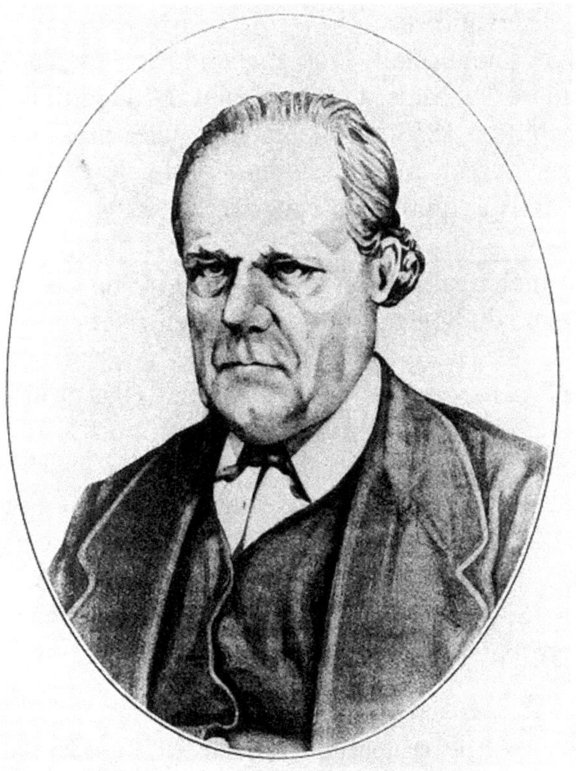

Figure 29 : Louis Daniel Beauperthuy

C'est en 1853 qu'il établit que la fièvre jaune est associée aux moustiques. Il n'expliquait pas les épidémies de fièvre jaune comme une transmission de germes d'homme à homme par un moustique vecteur, mais par inoculation d'un poison « sucs septiques » pompé par les moustiques dans les marais.

De son vivant, la théorie de Beauperthuy a connu une phase d'indifférence[148], puis après sa mort, une phase de rejet d'autant que Beauperthuy proposait aussi d'expliquer - à tort - la transmission du choléra par les moustiques[149]. La phase de reconnaissance, au cours de laquelle il fut reconnu comme précurseur, ne surviendra que dans les années 1900, à la suite des démonstrations expérimentales par Carlos Finlay (1833-1915), un médecin cubain, et Walter Reed (1851-1902), un médecin militaire américain, du rôle des moustiques dans la fièvre jaune.
Vers la fin de sa vie, il se consacra au traitement des lépreux, notamment en Guyane anglaise où un hôpital a été créé pour lui.
En 1982, l'Académie des Sciences créa un prix en son honneur pour ses travaux en épidémiologie.

Plusieurs médecins de l'Armée de Terre ou de la Marine ont publié sur la fièvre jaune au Mexique. Citons :
- Alfred-Léon- Michel Vaillant (1835-1904), de la Marine, médecin des hôpitaux de Saint-Jean d'Ulua et de Vera-Cruz, atteint lui-même de la fièvre jaune en baie de Sacrificios,
- Joseph-Honoré Bouffier (1821-1898), de la Marine, médecin-chef de l'hôpital de la Marine de Vera-Cruz en 1862.

[148] *Comptes rendus hebdomadaires des séances de l'Académie des sciences*, Paris, t. V, VI, XLII, LII.
[149] Louis-Daniel Beauperthuy, *Travaux Scientifiques*, Bordeaux, 1891, p. 132.

- Jean-Baptiste Fuzier[150] (1824-1880), de l'Armée de Terre, médecin-chef de l'hôpital Militaire de Vera-Cruz.

Jean-Baptiste Fuzier (1824-1880).

Il a occupé pendant plus de quatre ans le poste de médecin-en-chef de l'hôpital militaire français de Vera-Cruz. Il avait participé auparavant à la plupart des expéditions du Second Empire, en Algérie, en Italie, en Chine. Il a déployé, pendant son séjour au Mexique, une importante activité scientifique.

Il a été membre de la Commission scientifique du Mexique créée par Napoléon III en 1864 à Paris.

Son activité a concerné plusieurs domaines : médecine, archéologie, anthropologie.

En médecine, le soin des malades et la santé publique, dominée par l'hygiène, lui prirent la plupart de son temps. Dans la lutte contre la fièvre jaune, on recourut à un moyen prophylactique original pour préserver les troupes de la maladie en employant les populations noires, résistantes à la maladie dans les terres insalubres, alors que les soldats « blancs » étaient envoyés dans des terres plus salubres. En s'interrogeant sur la race et ses éventuelles immunités. Fuzier plaça ainsi sa pratique aux confins de la médecine et de l'anthropologie.

Il rendit compte à la Société d'Anthropologie de Paris de ses travaux sur « les influences des races sur certaines aptitudes pathologiques » selon la demande d'Hippolyte Larrey (1808-1895), membre de la Commission

[150] Claire Fredj. Faire de l'anthropologie et de l'archéologie en campagne : Jean-Baptiste Fuzier, un médecin à Vera-Cruz (1862-1867). Blais, Hélène and Fredj, Claire and Messaoudi, Alain and Surun, Isabelle. *Histoires d'espaces. Territoires et limites. Autour de Daniel Nordman*, Éditions Bouchène, pp.83-103, 2018. ⟨hal-03158024⟩.

scientifique. Il recueillit des pièces anatomiques, des objets ethnologiques qui furent exposés au Musée du Val de Grâce, au Jardin des plantes, au Musée de l'École anthropologique…

. L'expédition de Madagascar de 1895

Le rejet du protectorat français sur Madagascar par les Malgaches en octobre 1894 entraîna l'envoi d'un corps expéditionnaire de 21 600 hommes à Madagascar. L'expédition fut confiée au ministère de la Guerre. Le Service de santé fonctionnait d'après les règlements de l'Armée de Terre, sous l'autorité du Médecin principal de 1re classe Etienne Emery Desbrousses (1838-1911), ancien élève de l'École de Santé militaire de Strasbourg.

La campagne dura sept mois et se déroula en deux étapes. Une première étape dura huit mois, de janvier à août 1895 et atteignit Andriba à 230 km de Majunga, port de débarquement. La lente progression du corps expéditionnaire était due à la construction d'une route carrossable par la seule main d'œuvre militaire vu l'impossibilité de recrutement de travailleurs malgaches.

L'arrivée des pluies en juillet ne permit pas de poursuivre sa construction. Le Commandant en chef, le général Duchenne décida alors de constituer une colonne volante qui mit 17 jours pour gagner Tananarive le 29 septembre 1895.

Le médecin-chef de la colonne volante était le médecin major de 1re classe Charles-Édouard Hocquard.

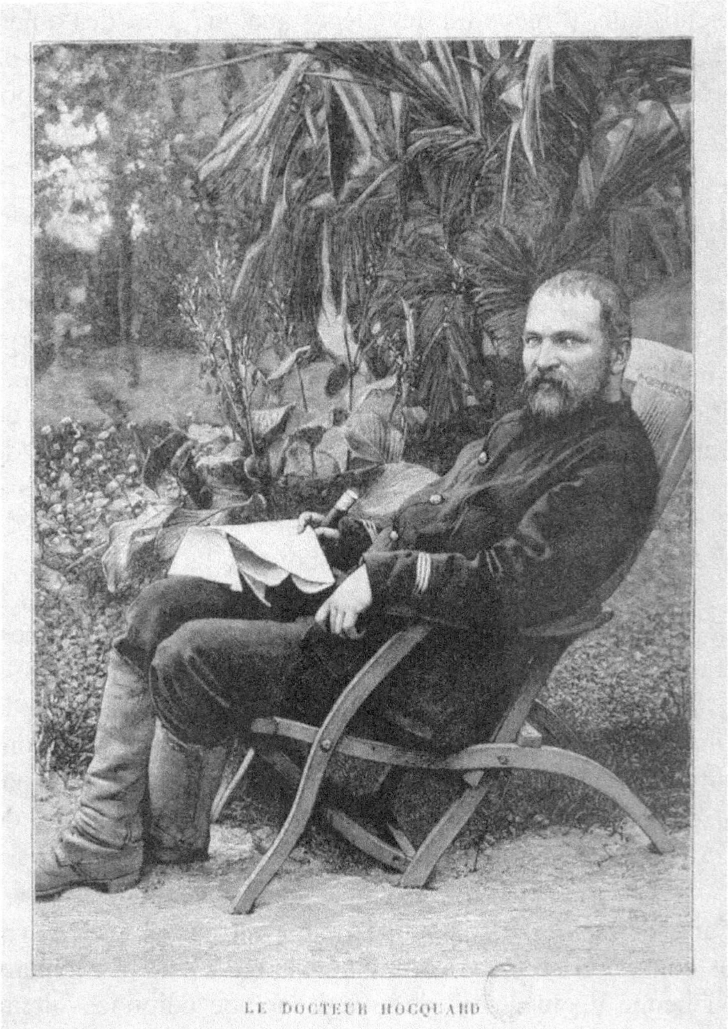

Figure 29 : Charles-Édouard Hocquard.

Charles-Edouard Hocquard (1853-1911)

Il accomplit ses études de médecine au Val-de-Grâce. Il publia en collaboration avec deux autres médecins, un traité intitulé *Iconographie photographique appliquée à l'ophtalmologie* en 1881. Il fut volontaire en 1883 pour le corps expéditionnaire au Tonkin. Il explora l'Indochine depuis la frontière de la Chine jusqu'au delta de Saïgon. Il eut officiellement la mission, outre son travail de médecin, d'être topographe et photographe. Il photographia la société vietnamienne : paysans, artisans, lettrés… Il se déplaçait avec son matériel photographique en compagnie du peintre de la Marine Gaston Roullet.

Il publia ses notes appelées *Trente mois au Tonkin* dans la revue « *Le Tour du Monde* » entre 1889 et 1891 et un livre *Une campagne au Tonkin* chez Hachette en 1892. Il avait remporté la médaille d'or à l'exposition universelle d'Anvers en 1885 pour ses photographies de la société vietnamienne.

Fin 1894, il fut chargé de trouver à Madagascar un endroit d'implantation pour le sanatorium destiné à accueillir les malades du corps expéditionnaire. Il accompagna ensuite la colonne de Majunga à Tananarive. Il fut le médecin-chef de la colonne volante d'Andriba à Tananarive. Il publia en 1897 son *Journal de campagne* dans le « *Tour du monde* » ainsi qu'un livre de notes et de photographies *L'expédition de Madagascar, journal de campagne* chez Hachette la même année. Il est mort de la grippe en 1911 à Lyon où il était directeur du Service de santé militaire.

Le Corps expéditionnaire laissa en terre malgache 5 756 morts dont seulement 25 du fait des combats et 5 731 morts de maladies, dont les trois quarts de paludisme. Ce fut in désastre sanitaire qui aurait dû être évité[151]. Alphonse Laveran (1845-1922), Professeur agrégé du Val-de-Grâce, avait découvert en 1880 à Constantine (Algérie) l'hémato-

[151] Aubry P. L'expédition française de Madagascar de 1895. *Médecine et Armées* 1979 ; 7 : 745-751.

zoaire, agent du paludisme. Le remède qu'il convenait d'y opposer, la quinine, était connu depuis le début du XVIIe siècle et avait été isolé en 1820. François Maillot (1804-1894) en avait précisé l'emploi thérapeutique à Alger. Pendant la guerre de Sécession des États-Unis d'Amérique (1861-1865), une prophylaxie de paludisme par la quinine avait été appliquée avec succès dans les unités militaires occupant des postes très insalubres.
Pendant l'expédition au Dahomey en 1892, menée par l'Armée de Mer sous le commandement du Colonel des Troupes de Marine Alfred Amédée Dodds (1842-1922), né à Saint-Louis-du-Sénégal, le paludisme avait été très peu meurtrier, les troupes étant soumises à une chimio-prophylaxie par la quinine à la dose de 10 à 30 cg par jour, selon que la journée devait être plus ou moins fatigante.

Le désastre sanitaire du Corps expéditionnaire français à Madagascar est dû à une prophylaxie antipalustre mal prescrite et mal suivie. Alors qu'il y avait un accord quasi unanime sur l'efficacité de la quinine dans le traitement du paludisme, certains médecins refusaient encore au même médicament toute efficacité dans la prophylaxie du paludisme. « *Le soldat s'impaludera malgré la médication préventive la plus scrupuleusement suivie. Il n'échappera ni à l'accès pernicieux, ni à la cachexie* » écrivait en 1898 un médecin de l'Armée de Terre qui avait fait la campagne de Madagascar.

Rappelons que les Corps de santé de la Marine et de l'Armée de Terre ont été séparés jusqu'à leur fusion en 1969. Cependant, pendant la Révolution (1789-1799), avec le décret de la Convention du 18 août 1793 qui avait aboli les Universités, une première fusion avait été réalisée[152]

[152] Il y a 200 ans, la fusion des Corps de santé de la Marine et de l'Armée pendant la Révolution. *ASNOM* 1995 ; 87 : 26-27.

avec l'ouverture de trois Écoles de médecine pour toute la France à Paris, à Montpellier et à Strasbourg, qui étaient destinées à former des chirurgiens dans les hôpitaux militaires. Le cycle des études devait durer trois ans.
Le décret du 31 janvier 1795 avait créé une direction unique avec un « Conseil de Santé » composé de quinze membres, dont un seul appartenait à la Marine, Antoine Chaumont Sabatier[153] (1739-1798), alors Second médecin-chef du port de Brest.

Antoine Chaumont Sabatier (1739-1798), médecin surnuméraire de Strasbourg en 1776.

Il servit à l'hôpital de la Marine à Brest en 1777. Il obtint, le 1er avril 1779, le brevet de la Marine à Brest. Le 7 mars 1783, le brevet de Second médecin lui fut décerné dans le même port et il devint professeur de médecine pratique. Le 31 janvier 1795, le Comité central de salut public promulgua une loi qui assimilait entièrement, pour les soldes et le classement, les officiers de santé de la Marine à ceux de l'Armée de Terre.
À la tête du nouveau corps, le Comité plaça un Conseil de santé des Armées. Composé de quinze membres et de deux secrétaires, ce Conseil ne comportait qu'un seul médecin de la Marine : Antoine Sabatier. Le choix de l'homme n'a peut-être pas été le fait du hasard, car son frère n'était autre que Raphaël Bienvenu Sabatier (1732-1811) dit le grand Sabatier, chirurgien, professeur d'anatomie, membre de l'Académie des Sciences, inspecteur général des Armées, celui qui avait soustrait au service de la Marine en 1791, Dominique Larrey.

153 Brisou B, Sardet M. *Op. Cit.* p. 716.

Le citoyen Jean-François Dubreuil (1754-1819), qui fut élève médecin à Brest en 1783, fut nommé adjoint au médecin en chef et fit fonction de chef à Brest pendant le séjour à Paris du titulaire. Antoine Sabatier présida la dernière réunion du Conseil de santé des Armées. De retour à Brest, il y retrouva son poste puis s'éteignit le 14 janvier 1798.

La fusion de deux Corps de santé ne dura que trois ans jusqu'en 1798, sans conséquence pour le Corps de santé de la Marine, sauf le passage de quelques chirurgiens de la Marine vers l'Armée de Terre, dont Dominique Larrey qui rejoignit l'Armée du Rhin en 1792 et François Broussais, le fils de Jacques Broussais, chirurgien *navigans*, qui quitta la Marine en 1799, exerça en clientèle privée, et reprit du service dans l'Armée de Terre en 1804.

Quelques anciens élèves des Écoles de Santé des Armées de Terre

Quelques anciens élèves des Écoles de Santé des Armées de Terre ont été cités dans les livres que nous avons publiés chez L'Harmattan :

- Etienne Emery Desbrousses (1838-1927). Strasbourg. Expédition de Madagascar 1895.
- Georges Auguste Morache (1837- 1906). Strasbourg, Val de Grâce, Professeur à Bordeaux.
- Jean-Claude Bellefin (1764-1835). Val de Grâce. Chirurgien de l'Expédition Baudin.
- Aristide Le Dantec (1877-1964). Lyon 1895, Val de Grâce 1889. Directeur de l'École de médecine de Dakar.

- Jean-Jacques Matignon (1866-1928). Val de Grâce. Guerre des Boxers en Chine.
- Henri Fournial (1866-1932). Lyon 1888, Val de Grâce. Mission Foureau-Lamy (1898-1900).
- Prosper Haller (1869-1946). Lyon. Mission Foureau-Lamy.
- Charles Edouard Hocquard (1853-1911). Val de Grâce. Expédition de Madagascar 1895.
- Jean-François Coste (1741-1819). Guerre d'Amérique.
- Jules Harmand (1845-1921). Strasbourg. Explorateur et diplomate.

Certains sont connus par leur action personnelle pendant une guerre, comme Jean-Jacques Matignon (1866-1928) pendant la guerre des Boxers[154] en Chine. D'autres - la plupart - ont fait partie du Service de santé au cours des guerres coloniales, à Saint-Domingue (1801-1804), au Mexique (1862-1867) ou à Madagascar (1894-1895).

---

[154] Bourdin J. *Les 55 jours de Pékin : journal d'un médecin au siège des légations (28 mai-18 août 1900).* Ed. Jean-Jacques Wuillaume, 2022.

LES MÉDECINS, CHIRURGIENS ET APOTHICAIRES DU ROI AUX COLONIES

Les médecins du Roi aux colonies

Les médecins détenteurs d'une thèse soutenue, soit à Paris, soit à Montpellier, étaient encore rares au XVIIIe siècle.
C'est parmi les plus titrés de ces médecins que le Roi choisissait ceux qui auraient l'honneur d'être « médecins du Roi », le premier d'entre eux se retrouvant à la cour avec le titre de « Premier médecin du Roi » ou « Archiatre[155] ». Le premier médecin du Roi ou archiatre était le chef de tous les « officiers » de santé au service du Roi. Détenteur de l'autorité suprême pour l'organisation de la médecine dans tout le royaume, il appartenait à l'élite des dignitaires du royaume.
Outre le fait d'être responsable de la santé personnelle du souverain, l'Archiatre a aussi pour fonction d'organiser et de coordonner l'ensemble des activités médicales du royaume. Le Premier médecin n'était pas le seul à officier auprès du Roi : la « Maison médicale » regroupait médecins, chirurgiens, barbiers et apothicaires soumis à l'autorité du Premier médecin. Sous Louis XIV, le Premier médecin du Roi était aussi le surintendant du Jardin du Roi ou Jardin des Plantes.

---

[155] L'archiatre (du grec ancien *ἀρχίατρος*, *arkhíatros*, latin *archiatrus*) était le médecin d'un monarque ou d'une famille royale. Ce titre existait déjà en Grèce hellénistique, mais fut mis à l'honneur avec le médecin personnel de Néron, Andromaque. Toutefois jusqu'à Dioclétien, le terme englobait différentes catégories de médecins jusqu'à ce que le Code de Théodose Ier établisse un nouveau système hiérarchique médical : les *Archiatri sancti Palatini*, médecins du palais, et les *Archiatri Populares*, médecins du peuple et des pauvres.

En 1730, Pierre Chirac (1648-1732) devint le « Premier médecin du Roi » sous Louis XV (1710-1774). À ce titre, il proposa au Roi le projet d'une création d'une Société médicale ayant pour but de contrer l'isolement des médecins et d'encourager l'échange et le progrès de la médecine. Il rencontra une forte opposition de la part de la Faculté de médecine de Paris et le projet fut délaissé. Finalement, la Société Royale de médecine ne fut créée qu'en 1778 grâce à François de Lassone (1717-1788), Premier médecin de Louis XVI (1754-1793).

Louis XIV (1638-1715) avait souhaité que les médecins du Roi ne soient pas uniquement attachés à sa personne ou à la maison royale, mais qu'un certain nombre soient détachés comme « *ambassadeurs ès-médecine* » hors du palais royal, tout en restant sous la tutelle du Premier médecin du Roi. La Société royale de médecine finit par réunir dans les provinces et aux colonies environ 150 « correspondants », tous médecins du Roi, élevés par lui à cette fonction.

Pour briguer la charge de médecin du Roi, le candidat devait se soumettre à une procédure très stricte. Il devait se procurer un « appui haut placé » afin de se faire délivrer « une lettre de recommandation » laquelle était soumise au secrétaire d'État à la Maison du Roi, ministère quasi héréditaire occupé sous les rois Louis XIV, Louis XV et Louis XVI par la famille Philypeaux à laquelle appartiennent les comtes de Pontchartrain ou de Maurepas. Si ce dernier retenait la candidature, il en référait au Roi qui décidait alors - ou non - de délivrer au candidat un brevet de médecin du Roi, assorti d'une « affectation » à la cour, en province ou aux colonies, dans laquelle étaient précisées par ailleurs les tâches à accomplir par le nouvel « impétrant ». Ainsi, un médecin du Roi aux Colonies se voyait confier la responsabilité des « officiers et soldats » que le Roi y entretenait, mais aussi celle des « habitants des colonies », c'est-à-dire les membres de l'administration civile, les Colons « propriétaires », les personnels des compagnies de commerce ainsi que le clergé, à l'exception des autochtones, sauf s'ils rentraient dans le « système colonial », par exemple comme esclaves. Pour ces derniers, l'intervention des médecins du Roi était effective, puisqu'ils contrôlaient les chirurgiens de plantations.

Un médecin du Roi avait sous son contrôle les rares médecins, docteurs en médecine, les chirurgiens, les sages-femmes et les matrones. Les chirurgiens comprenaient les chirurgiens-majors des hôpitaux, des navires stationnaires, des corps de troupes expéditionnaires ; les chirurgiens ordinaires (anciens barbiers-chirurgiens) qu'ils travaillent en sous-ordre dans les hôpitaux, installés en privé ou sous contrat dans les compagnies commerciales ou dans de grandes plantations. Toutes ces personnes devaient « respect et allégeance » au médecin du Roi.

Les médecins du Roi étaient rémunérés par le Roi, mais certains ne percevaient aucun salaire, et ceux qui en percevaient ne pouvaient vivre de leurs seuls appointements et étaient alors amenés à ouvrir une clientèle privée.

Si le médecin du Roi était botaniste, ce qui était habituellement le cas, il était également tenu d'organiser le ravitaillement en plantes exotiques médicinales du Jardin du Roi. Dans ce Jardin du Roi, ou Jardin des Plantes, étaient acclimatés nombre de végétaux en provenance des colonies. Les médecins botanistes du Roi étaient en relation étroite avec les frères de Jussieu, Antoine et Bernard, tous deux botanistes et médecins. En 1722, Bernard de Jussieu avait pris le poste de professeur de botanique au Jardin du Roi. En 1729, fut signé un contrat entre le Secrétaire d'État à la Maison du Roi et celui chargé des colonies, créant un cabinet spécial dit des « drogues » destiné à assurer « *l'entretien, la conservation et la transformation* » des plantes médicinales en provenance de l'outre-mer. Il y avait donc un grand intérêt d'avoir sur place aux colonies un médecin botaniste du Roi compétent pour superviser les opérations de cueillette, de tri et d'envoi en métropole de ces plantes.

C'est ainsi que le Premier médecin du Roi en Louisiane, Louis Prat, diplômé de la Faculté de Montpellier, arriva en Louisiane en 1724. Son frère Jean lui succéda en 1735. Leur correspondant en métropole était Bernard de Jussieu.

Nous avons cité dans le livre *La France et ses médecins aux Amériques du XVIe au XIXe siècle,* paru aux Éditions L'Harmattan, 2021 :

- Louis Prat, médecin du Roi en Louisiane 1724.
- Jean Prat, en Louisiane en 1735.
- Jacques Benigne de Fontenette (1718-1762), successeur de Jean Prat en Louisiane.
- Jean-Edouard Fos de Laborde (1750-1814), à Saint-Domingue en 1782.
- Alexis Miquel (1756-1838), en Guadeloupe en 1789.
- Jean-Baptiste René Poupée-Desportes (1704-1748) à Saint-Domingue en 1732.
- Michel Sarrazin (1659-1734) au Québec.
- Jean-François Gaultier (1708-1756) au Québec.

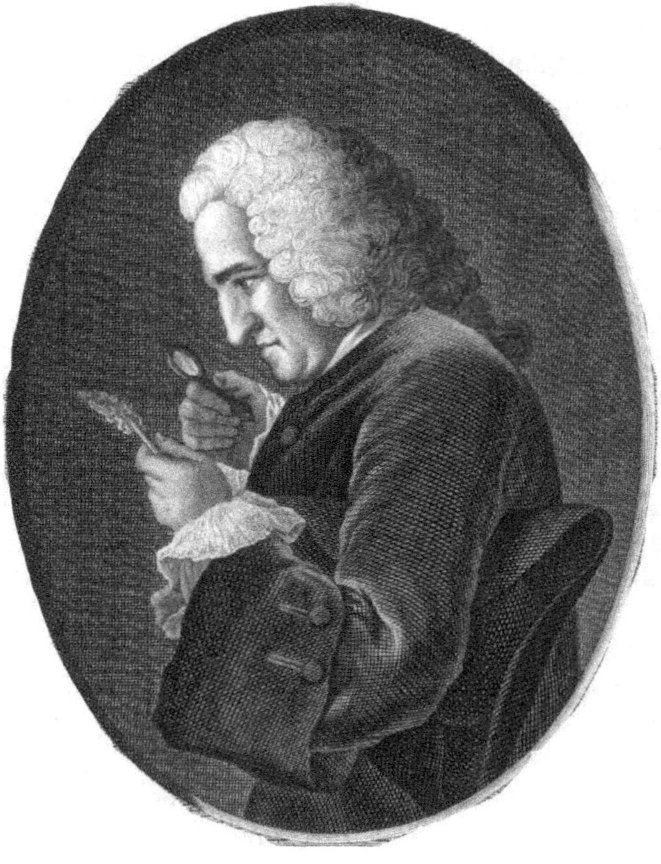

Figure 30 : Bernard de Jussieu.

Bernard de Jussieu.

Il est né à Lyon le 17 août 1699, membre d'une « tribu » de botanistes. Son père était pharmacien à Lyon. Son frère aîné, Antoine (1686-1756), fut professeur au Jardin du Roi (ou Jardin des Plantes) et membre de l'Académie des Sciences. Moins connu, son frère cadet Joseph (1704-1779) partit en Amérique du Sud et contribua grandement à la connaissance du quinquina. Son neveu, Antoine Laurent (1748-1836) fut le plus célèbre botaniste de la famille.

Bernard de Jussieu fit ses études de médecine à Montpellier et obtint son diplôme de docteur en médecine en 1720. Son frère Antoine le fit alors monter à Paris où Bernard prit en 1722 le poste de professeur de botanique au Jardin du Roi, poste qu'il garda route sa vie. Sous sa direction, le « droguier » du Jardin prit une dimension considérable et en 1729 le nom de cabinet d'Histoire naturelle ou « Cabinet du Roi ».
Sa passion pour la botanique le conduisit à abandonner l'exercice de la médecine. Bientôt, sa connaissance des plantes devint légendaire. Lorsque Carl Von Linné (1707-1778) vint à Paris en 1728 et qu'il lui arrivait d'hésiter sur une détermination, il avait coutume de s'exclamer, paraît-il « *Aut Deus, aut de Jussieu !* ».
Bernard de Jussieu se rendit deux fois en Angleterre pour enrichir les collections du Jardin du Roi. Il reçut d'Angleterre un cèdre du Liban, qu'il apporta au Jardin du Roi. Il a laissé peu d'écrits. En 1735, il publia de manière anonyme le Catalogue *des arbres et arbrisseaux qui se peuvent élever en pleine terre aux environs de Paris*. En 1742, il publia ses Mémoires.
Il ne suivit pas les classifications artificielles des végétaux fondées sur un seul caractère, comme celle de Carl Von Linné fondée sur les étamines, et entreprit de classer les plantes selon leur parenté naturelle en prenant en compte un « ensemble » de caractères. Cette idée géniale fut développée par son neveu, Antoine Laurent, et s'imposa en botanique.

Il mourut à Paris le novembre 1777. Il avait été admis en 1725 à l'Académie royale des sciences[156].

[156] L'Académie royale des Sciences a été créée en 1666 par Colbert. Louis XIV la plaça sous sa protection. En 1676, l'Académie avait publié un ouvrage fondateur pour la botanique en France, intitulé *Mémoires pour servir à l'histoire des plantes.* L'Académie fut dissoute en 1793

Les premiers médecins du Roi en Louisiane furent les frères Louis et Jean Prat, et Jacques Benigne de Fontenette.

Jean Prat[157]

L'itinéraire de Jean Prat avant son arrivée à la Louisiane est imprécis. Inscrit à l'université de Montpellier, Jean Prat a obtenu le baccalauréat en 1731 et le doctorat en médecine au cours de la même année.
À cette époque, Louis XV, André Hercule de Fleury (1653-1743) ministre d'État, et tout particulièrement le secrétaire d'État de la Marine, Jean Frédéric Phélypeaux de Maurepas[158] (1701-1781) éprouvaient pour les sciences un intérêt qui se manifestait dans plusieurs domaines notamment l'hydrographie, l'astronomie et la botanique.
L'année 1723 avait été une année noire pour la Louisiane avec une mortalité très élevée due aux fièvres paludéennes en particulier à La Nouvelle-Orléans située sur les bords d'un marais, un formidable ouragan et la disette provoquée par l'anéantissement des récoltes.
Jean Prat a été formé en botanique à Paris sous la direction des Jussieu, en particulier de Bernard de Jussieu. Il a été en contact avec le Comte de Maurepas. Il fut déçu de n'avoir pu le voir pour « prendre ses ordres » avant son départ à la

par la Convention. À la restauration des Bourbons sous Louis XVIII (1755-1824), l'Académie reprit son titre et fut organisée en deux grandes divisions contenant chacune des sections : la division des sciences mathématiques et la division des sciences physiques, dont la section *botanique.*

157 Le Bras J. XVIIIe siècle : chirurgiens, médecins du roi et sœurs hospitalières dans l'éphémère colonie française de la Louisiane. *Bulletin de l'Association Santé Navale et Outre-Mer (ASNOM)* 2020, 140, 37-42 et 2020, 141, 36-42.

158 Lamontagne R. L'influence de Maurepas sur les sciences : le botaniste Jean Prat à la Nouvelle-Orléans, 1735-1746. *Revue d'histoire des sciences* 1996 ; 49 : 113-124.

Louisiane et demanda, dans une lettre à Bernard de Jussieu datée du 7 octobre 1734, de lui « continuer son bon souvenir ». Son frère Louis Prat ayant été relevé de ses fonctions, Jean Prat fut désigné pour le remplacer comme nouveau médecin du Roi.

Le 8 septembre 1736, Jean Prat définit clairement à Bernard de Jussieu son objectif de recherche en botanique : « *Je ne feray pas le quart de ce qu'un Jardin cultivé me mettroit en état de faire pour l'avancement de la Botanique. Vous pouvez vous souvenir, Monsieur, de ce que j'avois l'honneur de vous dire quelquefois à Paris, que dans nos herborisations je ramasserois toutes les plantes qui se presenteroient, que je les transplanterois dans mon Jardin, pour remarquer à loysir leur charactère, en ramasser les semences et vous les envoyer* ».

En 1737, Jean Prat, attentif au transport des spécimens de plantes, proposa au Comte de Maurepas par l'intermédiaire de Bernard de Jussieu, de donner aux capitaines des vaisseaux des instructions relatives aux précautions qui s'imposent au cours de longues traversées : « *J'envoye par ce vaisseau du Roy deux Caisses plantées d'une soixantaine de pieds de vingt différentes plantes. Elles sont fort bien conditionnées et le Capitaine m'a promis de les faire arroser de temps en temps et de les garentir de l'usure du temps et des matelots. Il seroit à propos que les commandants tant des navires marchands que des vaysseaux du roy eussent ordre du ministre de se charger de prendre soin de toutes les plantes que j'ayray à leur soumettre pour le Jardin du roy. Si ces messieurs n'y sont pas obloigés par leurs instructions, ils s'embarrassent fort peu de voir périr ce que l'on a ramassé et conservé avec beaucoup de peine de soins* ».

Il s'enquerrait aussi auprès de Bernard de Jussieu de l'état des plantes qui, semées au Jardin Royal, avaient été recueillies à La Nouvelle-Orléans.

Jean Prat avouait le 2 juin 1740 à Bernard de Jussieu que la botanique était le « principal objet » de sa mission à La Nouvelle-Orléans. Il faussait ainsi l'ordre des priorités, puisqu'il devait assumer sur place sa double fonction de médecin et de botaniste, ce que ne faisait plus Bernard de Jussieu à Paris.

Le 29 juin 1740, il écrivait à Bernard de Jussieu : « *Je suis accablé de fatigues et de maladies par les soins qu'il faut que je donne à un hôpital dépourvu de tout secours, à quoi je suis nécessairement obligé de suppléer* ».
Jean Prat partit pour la France en 1746 et donna libre cours à l'amertume : « *[...] dussai-je être fait prisonnier chez les anglois, je veux me tirer d'icy. J'achette par mon ménagement le peu de santé dont je jouis, le pays me déplait ; eh dans quel pays ne se déplairoit on pas quand on est privé du bien le plus précieux sans lequel on ne peut ny travailler ny se réjouir* ».

Son découragement découlait d'une perception erronée de ses devoirs de médecin du Roi. Pour lui, le ministre ne lui avait pas accordé l'aide qu'il jugeait nécessaire à la poursuite de ses travaux en botanique, en le déchargeant du soin des malades.
Le destin de Jean Prat a permis de mettre en lumière les difficiles missions confiées à des médecins du Roi, venant directement de métropole et débarquant avec peu de moyens dans une nouvelle colonie.

Les chirurgiens du Roi aux colonies

Bien qu'il n'ait jamais visité les colonies, Ambroise Paré (1510-1590) fut l'un des premiers, sinon le premier chirurgien de plusieurs rois de France et il fut donc l'ancêtre des chirurgiens du Roi, raison pour laquelle nous lui consacrons ces lignes. Soulignons qu'il figure dans la liste des Premiers médecins du Roi, mais avec la mention Premier chirurgien du Roi. Premier chirurgien inamovible de quatre rois de France, chirurgien ordinaire de Henri II et de François II, puis Premier chirurgien de Charles IX et de Henri III, et simple barbier-chirurgien.

En 1163, l'Église décréta : *Ecclesia abhorret a sanguine*[159]. En 1215, le IVe concile interdit aux prêtres d'exercer la chirurgie. Cette interdiction de la pratique de la chirurgie par les médecins, la plupart membres du clergé, conduisit les arracheurs de dents, les marchands forains ou les barbiers à réaliser des interventions de petite chirurgie. La chirurgie fut ainsi reléguée à un rang inférieur pour de nombreuses années.

Ambroise Paré fit une découverte majeure : la ligature artérielle dans les amputations, ce qui permit de sauver beaucoup de vie sur les champs de bataille. En fait, la ligature des vaisseaux avait été décrite antérieurement par Celse[160] puis abandonnée. Les médecins du Moyen-Âge avaient déjà connaissance de ce type d'opération, mais c'est Ambroise Paré qui a divulgué et vulgarisé cette technique dans des ouvrages écrits en français et non plus en latin.

---

[159] L'Église a le sang en horreur.

[160] Aulus Cornelius Celsus, dont le nom a été francisé en Celse, est un médecin romain (25 av. J.-C. – vers 50 ap. J.-C.).

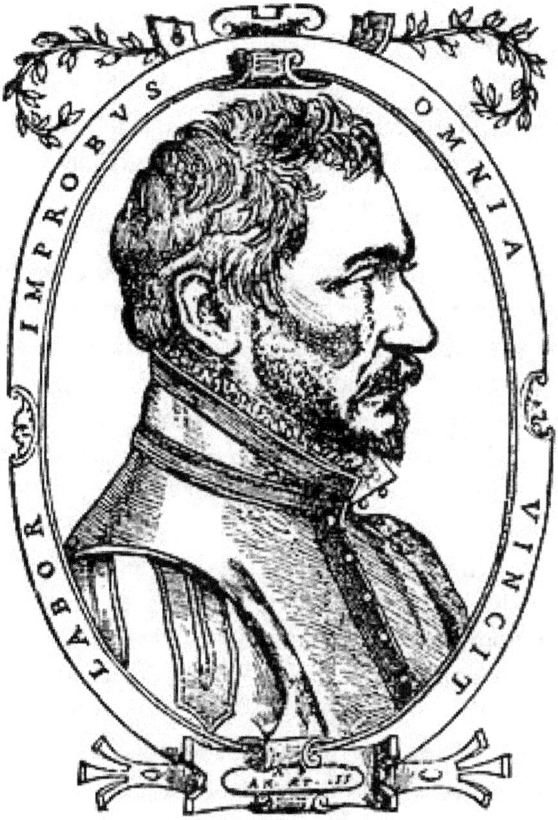

Figure 31 : Ambroise Paré.

Ambroise Paré (1510-1590) fut l'une des grandes figures médicales du XVIe siècle.

« *Il est une des figures les plus sympathiques et les plus humaines de l'histoire de la médecine* ». Il est le mythe créateur de la chirurgie française. Ancien barbier[161], il devient chirurgien des armées royales, puis chirurgien de quatre rois de France (Charles IX, Henri II, François II,

Henri III). Médecin militaire pendant un quart de siècle, il consacra la fin de sa vie à la rédaction de nombreux ouvrages et les soins aux pauvres à l'hôpital ou à la clientèle aisée. Outre la chirurgie, ses travaux ont porté sur l'urologie, l'ophtalmologie, la stomatologie, la physiologie sexuelle, l'obstétrique, la médecine légale.

Huguenot libéral, il ne dut qu'à Charles IX d'échapper au massacre de la Saint-Barthélemy. Il se garda de placer son art au-dessus de la religion, par prudence et habileté ; écrivant à propos d'un de ses patients : "*Je le pansai, Dieu le guérit.* Il se rapprochait ainsi de la maxime des médecins arabes du Moyen-Âge, "*Après ce traitement, le malade guérira, si Dieu le veut* ".

Son œuvre chirurgicale est un exemple remarquable de l'efficacité des observations minutieuses et de l'expérimentation qui commence à se développer[162] : descriptions des plaies et blessures de guerre, méthodes thérapeutiques nouvelles : refus d'appliquer de l'huile bouillante pour le nettoyage des plaies[163], ligature des vaisseaux sanguins au moyen d'un « bec-de-corbin[164] » au lieu de la cautérisation au fer rouge, prescience de la contagion. Les ouvrages d'Ambroise Paré furent l'objet de critiques virulentes de la part des médecins (tout particulièrement d'Étienne Gourmelen, doyen de la Faculté de Médecine de Paris), car il n'était que chirurgien de robe courte. Comme plus tard pour Harvey, la

---

[162] *In* " Œuvres complètes D'Ambroise Paré " parues en 1525.

[163] On pensait alors qu'en raison de leur caractère empoisonné, les plaies devaient être brûlées à l'huile bouillante ou au fer rouge. Ambroise Paré appliqua sur les plaies de guerre une pommade de son invention à base de jaune d'œuf de térébenthine et d'huile de rosat.

[164] Ici, dans le sens de ciseau recourbé et non pas d'arme des XVe et XVIe siècles, en forme de marteau, dont le fer pointu était arqué en bec d'oiseau, et qui était portée par les *gentilshommes à bec-de-corbin,* préposés à la garde du souverain.

querelle déborda le milieu médical. Paré, fut ainsi soutenu par Ronsard qui écrivit le quatrain suivant :

On lit le livre pour apprendre,
L'autre le lit comme un envieux,
Il est aisé de le reprendre,
Mais malaisé de faire mieux.

Mais dans cette œuvre moderne persistaient des irrationalismes fondamentaux, témoins de la naïveté et de la crédulité du Moyen-Âge : traitement des maladies des nerfs par "l'huile de petit chien" obtenue à partir de chiots découpés en morceaux, description d'agneaux à tête de porc parce qu'un verrat a couvert une brebis… témoignant ainsi de l'absence des concepts de reproduction et d'espèce[165].

C'est bien plus tard sous le règne de Louis XIV que la fonction du Premier chirurgien du Roi fut clairement définie. Le Premier chirurgien est « *celui en qui le roi a reconnu assez de science et d'adresse pour lui confier la pratique de toutes les opérations que ses indispositions peuvent rendre nécessaires sur sa personne* ».

En 1686, la chirurgie a connu un grand prestige : Louis XIV a été opéré avec succès d'une fistule anale par son Premier chirurgien, Charles-François-Félix Tassy, dit Félix (1642-1703), alors que son Premier médecin, Antoine Daquin (1629-1696), le traitait sans résultat[166].

---

[165] Pour expliquer cette naïveté, Thomas Kuhn rappelle que " Ce que voit un sujet dépend à la fois de ce qu'il regarde et de ce que son expérience antérieure visuelle et conceptuelle lui a appris à voir ".

[166] Stanislas Pere : *« La Santé de Louis XIV, une biohistoire du Roi-Soleil » éditions Champ Vallon & « Journal de santé de Louis XIV, 2007.* Éditions Jérôme Million.

Sous Louis XIV, deux chirurgiens donnèrent à la chirurgie son image de marque. Georges Mareschal (1658-1736) qui fut reçu maître en chirurgie à Paris en 1688 et nommé chirurgien-en-chef de l'Hôpital de la Charité et Premier chirurgien du Roi en 1703. François Lapeyronie (1678-1747), maître en chirurgie à Montpellier, parti à Paris recommandé par Pierre Chirac à Georges Mareschal auquel il succéda. Ils furent les fondateurs de l'Académie de chirurgie en 1731 qui succéda à la confrérie de Saint-Côme et de Saint-Damien dissoute en 1660 à la suite de la perte d'un procès contre la faculté de médecine de Paris. La légende attribue à Saint-Côme et Saint-Damien (les patrons des chirurgiens), la réalisation d'une greffe de jambe au IIIe siècle après J.-C.[167]. Les chirurgiens n'avaient alors plus le droit d'exercer la médecine. La devise de l'Académie royale de chirurgie était : « *Consilio manuque (par le moyen de l'intelligence et de la main)* ».
Le successeur de Lapeyronie, Germain Pichault de la Martinière (1697-1783), n'eut de cesse d'œuvrer à l'émancipation de la chirurgie. Depuis 1716, une âpre fronde des chirurgiens les opposait aux médecins représentés par la Faculté de médecine de Paris. L'Académie obtint du Roi la séparation définitive entre les chirurgiens et les barbiers et le rétablissement de l'égalité hiérarchique entre les médecins et les chirurgiens. Un décret royal de 1770 effaça définitivement cette sujétion séculaire des chirurgiens aux médecins en faisant prêter serment au Premier chirurgien entre les mains du Roi à la place de celles du Premier médecin.

[167] IIIe siècle : une fresque de Fra Angelico dans le couvent San Marco à Florence représente la greffe d'une jambe au Diacre Giustiniano par Saint-Côme et Saint-Damien. Saint-Côme et Saint-Damien amputèrent le membre malade et le remplacèrent par celui d'un éthiopien récemment décédé. Ils devinrent ainsi les saints patrons des médecins et des chirurgiens.

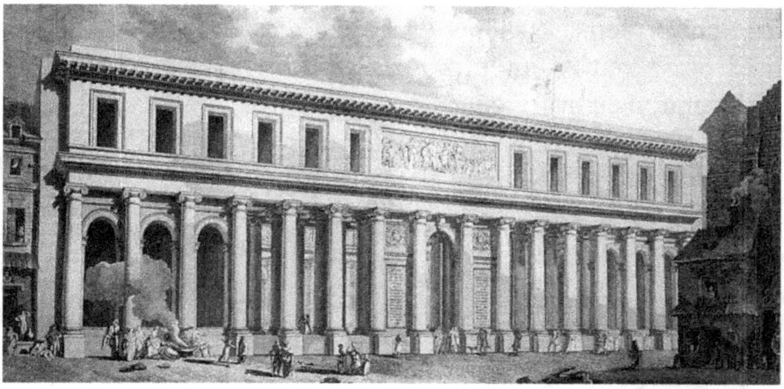

Figure 32 : École de chirurgie à Paris, XVIIIe siècle.

Dans les colonies, la fonction de chirurgien du Roi avait été créée par ordonnance royale du 23 août 1723. Les chirurgiens du Roi « *sont chargés de traiter les troupes dans les hôpitaux. Ils visitent les négriers avec les médecins du Roi, ils sont seuls chargés de la visite des prisons, ils président les réceptions des chirurgiens, ils assistent à celles des apothicaires et des sages-femmes, ils sont appelés avec les médecins pour donner les rapports de justice, ils délivrent avec eux les certificats de santé aux soldats et aux officiers du Roi* ».

Les chirurgiens du Roi aux Colonies avaient un bon niveau professionnel, même si tous n'étaient pas maîtres-en-chirurgie. Leur niveau professionnel les distinguait des chirurgiens ordinaires (anciens barbiers-chirurgiens) et des chirurgiens de plantations recrutés sur place ou en métropole pour servir dans les compagnies commerciales ou dans les plantations.

Au XVIIIe siècle, deux événements dominèrent l'histoire de la chirurgie : la fondation de l'Académie royale de chirurgie et la « *Déclaration royale des droits des chirurgiens* » en

1743 qui relevait la dignité de l'état de chirurgien et portait les chirurgiens au même rang hiérarchique que les médecins, tout en interdisant aux barbiers de pratiquer des interventions chirurgicales.

Un Chirurgien du Roi outre-mer : Jean Barthélémy Dazille[168] (1738-1812) à l'île de France.

Jean Barthémy Dazille.

Né le 1er octobre 1738, il entra sur concours dans le Corps des Chirurgiens de la Marine le 20 octobre 1755 et navigua vers les Antilles, la Guyane et les Mascareignes. Versé dans le cadre des chirurgiens militaires, il fit la campagne du Canada sous les ordres de Montcalm. Le 1er avril 1763, il fut nommé chirurgien-major des colonies de Cayenne et de la province Guyane. S'étant conduit héroïquement pendant une épidémie, il fut promu chirurgien du Roi à l'île de France. Malheureusement accusé, en 1768, de trafic de drogues pharmaceutiques, il fut destitué par l'intendant des Iles de France et de Bourbon, Pierre Poivre (1729-1786).

Dazille fut réhabilité en août 1775, après avoir publié un traité sur les maladies des Nègres, alors que Poivre était tombé en disgrâce. Ayant reçu le brevet de Médecin du Roi aux colonies, probablement après avoir passé sa thèse, il fut muté à Saint-Domingue et placé à la tête des hôpitaux où il soigna les troupes françaises et espagnoles pendant toute la guerre d'Indépendance américaine. Il ne revint en France qu'en 1784 et publia au mois de juillet ses *Observations générales sur les maladies des climats chauds (1785)*. En 1788, il fit éditer ses *Observations sur le tétanos, la santé de la femme enceinte et sur les hôpitaux d'entre les tropiques,* puis une nouvelle édition intitulée Observations *sur les maladies des nègres, leurs causes, leurs traitements*

[168] Brisou B, Sardet M. *Op. Cit. p. 244.*

et les moyens de les prévenir en 1792. Il soutint sa thèse à Paris, en traitant *De l'influence de la nuit sur les maladies.*

Décédé à Paris en juin 1812, il est inhumé au cimetière de Montmartre.

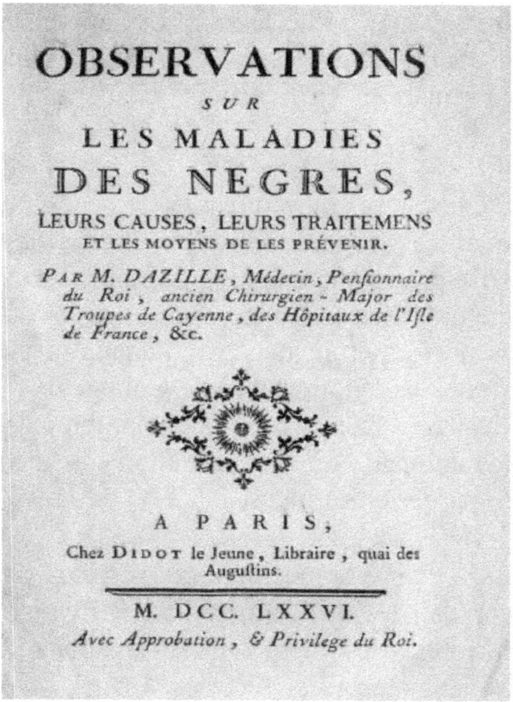

OBSERVATIONS

SUR

LES MALADIES

DES NEGRES,

LEURS CAUSES, LEURS TRAITEMENS

ET LES MOYENS DE LES PRÉVENIR.

PAR M. DAZILLE, Médecin, Pensionnaire du Roi, ancien Chirurgien - Major des Troupes de Cayenne, des Hôpitaux de l'Isle de France, &c.

A PARIS,

Chez DIDOT le Jeune, Libraire, quai des Augustins.

M. DCC. LXXVI.

Avec Approbation, & Privilege du Roi.

Figure 33 : Observations sur les maladies des nègres : leurs causes, leurs traitements et les moyens de les prévenir.

Les apothicaires du Roi aux Colonies

Alors que le Roi bénéficiait d'un service pharmaceutique[169], il n'y avait pas de Premier apothicaire dans la Maison du Roi, mais une équipe d'apothicaires appelés « apothicaires en chef ». Le nombre des apothicaires[170] du Roi était de quatre depuis Henri IV (1608), les apothicaires servant par quartier (trois mois chacun), jusqu'à la Révolution[171].

Ils étaient tenus à la fourniture des remèdes et devaient s'assurer que les drogues délivrées étaient de première qualité. Ils ne pouvaient préparer de remèdes destinés au Roi sans une prescription signée d'un médecin du Roi. Les apothicaires ne formeront une communauté à part entière qu'en 1777 sous la dénomination de Collège de pharmacie. Les apothicaires étaient très peu nombreux dans les hôpitaux des colonies, où la distribution des médicaments était assurée par les chirurgiens.

Sous Louis XIV, la composition des services pharmaceutiques comprenait les quatre apothicaires royaux, plus des aides-apothicaires, les apothicaires distillateurs et les apothicaires des services (écuries, haras, fauconnerie, vénerie, garde-robe et grand-conseil).

---

[169] Lunel A. *Le pouvoir royal et les professions de santé.* Seyssel, Champ Vallon 2008, p. 443.

[170] Les apothicaires préparaient et vendaient des breuvages et des médicaments. « *Apothecarius* » vient du latin et signifie « boutiquier » ce qui correspondait essentiellement aux pratiques des XIIIe et XIVe siècles.

[171] Bouvet M. Les apothicaires royaux. *Revue d'histoire de la pharmacie* 1928 ; 58 : 58-66 et suivants.

Voici les apothicaires d'outre-mer déjà cités dans nos précédents ouvrages :
- Jean Mocquet (1576-1617), apothicaire des rois Henri IV et Louis XIII,
- Jean-Baptiste Fusée-Aublet (1723-1778),
- Charles Gaudichaud-Beaupré (1789-1854).

Comme les médecins et les chirurgiens, les apothicaires qui partaient aux colonies, civils ou militaires, avaient pour la plupart d'entre eux, de sérieuses connaissances en botanique. Il en fut ainsi de Félix-Louis Lherminier[172].

Félix-Louis Lherminier[173] (1779-1833), pharmacien et naturaliste.

Il est né à Paris le 18 mai 1779. Son père, Jean-François était maître « éperonnnier du Roi », charge qui était surtout honorifique. À seize ans, Félix-Louis s'embarque comme pilotin. Réformé quinze mois après, il part à Lille pour étudier la chirurgie, la botanique et la chimie. Il est envoyé en 1798 par le ministre de la Marine[174] à la Guadeloupe comme pharmacien de 2e classe. En décembre 1798, il est chargé d'une mission à Cayenne d'où il revint avec une collection de 2 400 plantes vivantes et 150 graines ou semences destinées à être cultivées en Guadeloupe. Les années suivantes, il prospecte à la Guadeloupe tout ce que la botanique, la zoologie et ou la minérologie lui révèlent. Il communique avec les naturalistes du Jardin des Plantes, dont Bernard de Jussieu 1699-1777), Jean-Baptiste de

[172] Brisou B, Sardet M. *Op. Cit*, p. 244.

[173] Aurousseau-Guiraudet H. Un grand Français : Félix-Louis L'Herminier. Pharmacien et naturaliste du Roi (1779-1833. *Revue d'Histoire de la pharmacie* 1937 ; 97 : 40-49.

[174] Bonnemain B. 1750-1850 : des apothicaires et pharmaciens français aux Antilles et en Amérique latine et leurs relations avec la métropole. *Revue d'Histoire de la Pharmacie* 2008 ; 369 : 335-349.

Lamarck (1744-1829), Bernard-Germain de Lacépède (1756-1825) et André Thouin (1747-1824), auxquels il envoie de nombreux matériaux de recherche. De 1802 à 1804, il envoie au Museum pas moins de 23 145 pièces diverses. En 1802, il devint directeur du Jardin botanique de la Guadeloupe.

Son activité entre 1802 et 1814 se confond avec l'histoire de la Guadeloupe, tantôt française, tantôt anglaise.
En 1806, il obtient son diplôme de pharmacien civil et de pharmacien militaire de 1re classe devant le Conseil de Santé de la Colonie. En 1809, il est autorisé à faire un voyage en France, mais il est fait prisonnier par les Anglais et conduit aux États-Unis d'où il revient à la Guadeloupe en ramenant 300 plantes vivantes, 400 espèces de semences et aussi de précieuses cochenilles.

Il reste à La Guadeloupe pendant l'occupation anglaise, il peut continuer ses travaux et envoyer au Muséum de nouvelles collections de minéraux, d'oiseaux, de quadrupèdes et 400 plantes vivantes.
En 1814, La Guadeloupe redevient française. Félix-Louis L'Herminier reçoit le 8 mars 1815 une lettre d'André Thouin qui, au nom des professeurs de Muséum, le remercie de ses envois.
La Colonie est de nouveau reprise par les Anglais en 1815 et L'Herminier s'exile à Saint-Barthélemy, possession du roi Gustave III de Suède, d'où il adresse 207 espèces de graines et de plantes médicinales au Muséum. De 1816 à 1819, il s'installe à Charleston en Caroline du Sud où il devient le premier conservateur du Muséum d'histoire naturelle de la ville.

Revenu à la Guadeloupe en 1819, après quatre ans d'absence, il est nommé apothicaire naturaliste du Roi. En 1820, il est pharmacien en chef de la colonie.

Il communique en 1821 un rapport pour l'emploi de la glace dans la fièvre jaune. Il fait expédier à Paris en 1823 le célèbre squelette humain fossile remontant à une époque à laquelle la plupart des naturalistes contestaient l'existence de l'homme. L'École de Pharmacie[175] reçoit une collection importante de plantes utilisées dans l'alimentation, dans l'industrie de la teinture ou employées comme médicaments.
En juillet 1825 survient à la Guadeloupe un formidable ouragan qui détruit ses collections. De plus, il entre en disgrâce pour des raisons jusqu'ici inexpliquées. Il rentre en France en 1829 et passe les quatre dernières années de sa vie à Paris, où il meurt en 1833.

Il a publié plusieurs mémoires dans les *Annales du Muséum national d'histoire naturelle de Paris*.
Parmi ses dix enfants, Ferdinand-Joseph (1802-1866) deviendra médecin et naturaliste en Guadeloupe. Un sommet du sud de la Guadeloupe, le piton L'Herminier, et un bâtiment de Pointe-à-Pitre classé aux Monuments historiques, portent le nom de Félix-Louis et Ferdinand-Joseph L'Herminier.

[175] Il s'agit vraisemblablement du Collège de Pharmacie créé par l'ordonnance royale du 25 août 1777.

LES CHIRURGIENS DE PLANTATIONS ET LES COLONIES DES ANTILLES

Les chirurgiens de plantations étaient des chirurgiens engagés par les planteurs qui leur payaient leur voyage et leur dotation en instruments et médicaments, afin de prodiguer leurs soins aux esclaves. Ils étaient très nombreux, en particulier à Saint-Domingue : environ 600 à 800 en 1791 pour 26 médecins et 291 chirurgiens. Chaque habitation de plus de 20 esclaves devait selon l'ordonnance royale du 15 octobre 1786 posséder une case servant d'hôpital, tenue par un chirurgien de plantation. Il revenait aux Médecins et/ou aux Chirurgiens du Roi présents dans la colonie de valider les compétences de leurs confrères chirurgiens de plantation. D'une manière générale, leur niveau professionnel était bas : « *ils soignent et purgent Blancs et Noirs, traitent toutes les affections avec plus ou moins de bonheur, ne craignent pas d'utiliser les instruments les plus redoutables avec un talent variable* ». Lorsque survenaient les épidémies, leur ignorance leur faisait attribuer les pics de mortalité à la sorcellerie ou aux empoisonnements.

Un chirurgien de plantations : Pierre Dibasson

Pierre Dibasson (1733-1774) est un chirurgien de plantations.

Natif d'Ustaritz dans le Labourd (Pays Basque), il était le fils de Daubat Dibasson (mort en 1746), chirurgien, et de Marie de Castagnet (1689-1769). Pierre est entré au service de l'habitation Conflans à Saint-Domingue en 1753, habitation appartenant à Hubert de Brienne, Comte de Conflans (1690-1777), gouverneur de Saint-Domingue de 1747 à 1751. Pierre Dibasson avait été recruté à mille cinq cents livres[176] par an, il en recevra le double en 1768 après la vente de l'habitation Conflans à Jean Joseph de Laborde (1724-1794), négociant bayonnais. Il exerça sa pratique pendant plus de 20 ans. Il acheta une habitation, appelée « indigoterie[177] Dibasson » qu'il légua, à sa sœur Catherine et à ses frères, Martin et Laurent, habitants à Ustaritz. Les héritiers Dibasson vendirent l'habitation, en août 1780, à Jean-Joseph de Laborde[178].

Les bâtiments de l'habitation Dibasson comprenaient une maison principale, six cases « à nègres[179] », un poulailler, un colombier couvert de paille mais sans pigeon, une sécherie à indigo, une indigoterie, un jardin à indigo.

Dibasson est décédé le 15 avril 1774 à l'Isle à vaches à Saint-Domingue à l'âge de 40 ans.

Comme les chirurgiens, les prêtres étaient « recrutés » pour servir dans les plantations. Des conventions étaient signées entre le propriétaire d'une habitation et le « chapelain[180] » qui devait obtenir du préfet apostolique « *la permission de confesser les Nègres de l'habitation dans l'habitation et d'y*

---

[176] Livre : la livre française a été remplacée par le franc en 1795. Par comparaison, un chirurgien ordinaire percevait mille trois soixante livres en métropole (Réf. : Alexandre Lunel, p. 86).

[177] Indigoterie : lieu où l'on prépare l'indigo. L'indigo est nom de couleur dérivé de celui de la teinture d'indigo, d'une couleur bleue.

[178] Foubert B. *Les habitations Laborde à Saint-Domingue dans la seconde moitié du XVIIIe siècle. Contribution à l'histoire d'Haïti (Plaine des Cayes).* Thèse soutenue le 21 décembre 1990 à Paris IV (Paris Sorbonne).

[179] Debien G. *Les esclaves. Extrait de Histoire des Antilles et de la Guyane sous la direction de Pierre Pluchon,* édition Privat 1982, pp. 141-161.

[180] Bardin P. Un chapelain pour une habitation de Saint-Domingue. *Généalogie et Histoire de la Caraïbe.* Nouvelle série n°8, 2012, 1-8.

donner le Saint Viatique aux malades lorsqu'il dira la sainte Messe »

La pathologie des esclaves et le rôle des chirurgiens de plantations

À la veille de l'insurrection des esclaves en août 1791, Saint-Domingue était la colonie la plus riche que la France n'ait jamais connue. Elle fournissait les trois quarts de la production mondiale de sucre, grâce aux cinq à six-mille esclaves.

Maladies et épidémies étaient le lot quotidien de chaque habitation et les esclaves les plus vulnérables en raison de leur mauvaise alimentation et de leurs conditions de travail. À leur arrivée, l'autorisation de débarquement obtenue, les esclaves passaient par des « baraquements de transit » pour les inspecter, les soigner, voire les isoler jusqu'à ce qu'ils soient en bonne santé « apparente ». En réalité, ces baraquements étaient de véritables mouroirs où régnaient fièvres, coliques, variole, scorbut... Certaines pathologies, comme la lèpre ou le pian, avaient une influence directe sur la vente et la présence d'un chirurgien aux côtés du planteur était des plus utiles.
Après deux mois de traversée depuis les côtes d'Afrique, en moyenne, les navires négriers touchaient les ports des Antilles. Une quarantaine sanitaire légale était en pratique respectée.

Une fois les esclaves répartis dans les plantations et mis au travail, ils devaient bénéficier de mesures préventives, comme la variolisation[181], et de traitements en cas d'affections, comme les maladies vermineuses, les puces-chiques, les affections respiratoires dont la tuberculose… Mais, le grand mal caractéristique des esclaves était la géophagie[182] ou « mal de terre » provoquée par l'ingestion de terre, un réflexe par temps de carence ou de maladie chez les humains. Pour certains des esclaves, manger de la terre était une sorte de suicide, pour d'autres c'était une tentative instinctive pour trouver des substances alimentaires pour survivre.

L'alimentation était « la honte du système colonial ». La malnutrition est la source principale des maladies dont souffraient les esclaves. Les médecins dénonçaient aussi l'excès de boissons alcoolisées par les esclaves qui buvaient un alcool à base de canne à sucre, le tafia : une sorte de rhum à base de mélasse de canne à sucre, généralement non vieilli, tandis que le rhum est généralement vieilli dans des fûts en bois pour réduire le niveau de fusel, c'est-à-dire le mélange de liquides provenant de la fermentation des glucides.
En matière d'alimentation des esclaves, de nombreuses différences existaient entre les îles des Antilles et même selon les régions, comme à Saint-Domingue entre le Nord et le reste de l'île, mais aussi d'une année sur l'autre[183].

---

[181] La variolisation est l'inoculation volontaire de la variole, prélevée sur un sujet faiblement malade, ou lui-même variolisé.
[182] Il existe plusieurs types de géophagie. La géophagie associée est l'ingestion de la terre présente sur les végétaux par les herbivores et les omnivores (dont les humains et autres grands singes). La géophagie a été pratiquée par les peuples préhistoriques qui utilisaient les bienfaits de l'argile médicinale, sur tous les continents depuis l'Antiquité. De nos jours, elle est toujours pratiquée dans les pays en développement particulièrement par les femmes enceintes les plus pauvres.
[183] Bourdier K. *Les conditions sanitaires sur les habitations sucrières de Saint-Domingue à la fin du siècle.* La découverte 2011, 43, 349-368.

Le Code noir[184] avait interdit en 1685 la pratique des jardins que le maître allouait aux noirs, la remplaçant par une liste d'aliments à fournir aux esclaves. « *Seulement constatant qu'en général les maîtres ne donnaient pas suffisamment à manger aux esclaves et voyant que de toute manière cette tradition du jardin-nègre sur l'Habitation avait fini par prendre aux yeux de ces derniers une importance considérable, le gouvernement royal du Roi-soleil avait généralisé cette mode plutôt que de continuer de l'interdire, d'autant qu'elle symbolisait en outre l'illusoire idée d'une perpétuation de la petite paysannerie africaine sous les tropiques*[185] ».

C'est la raison pour laquelle, l'ordonnance du 17 octobre 1786 rendit obligatoire l'existence des « jardins à Nègres » . « *Il sera distribué à chaque nègre ou négresse une petite portion de l'habitation pour être par eux cultivée à son profit, ainsi que bon leur semblera ». Les propriétaires d'esclaves s'en servirent comme d'un outil de chantage, menaçant d'enlever le lopin de terre aux esclaves désobéissants.*

Pour le planteur, l'essentiel était l'équilibre des sexes en âge de procréer. De nombreuses maladies vénériennes, la syphilis, la gonorrhée pouvaient conduire à la stérilité. L'accouchement était le moment qui mettait le plus en danger la vie des femmes. L'accouchement n'était pas dirigé par un chirurgien de plantations, mais par une sage-

---

[184] Code noir : recueil de textes juridiques, racistes et esclavagistes applicables en métropole et dans les colonies françaises aux esclaves d'origine africaine et à leurs descendants.

[185] Josépha Luce. *L'histoire des Antilles et de l'Afrique.* https://pyepimanla.blogspot.com/2017/05/jardin-negre-ca-correspond-quoi.html

femme ou une « accoucheuse », une esclave assimilée aux domestiques.

En principe, un chirurgien était dit abonné ou plus rarement à demeure. Les colons propriétaires d'esclaves avaient donc l'obligation d'assurer leurs soins sur leur propriété. Cette mesure laisse rêveur, dans la mesure où le travail forcé était lui-même source de mauvais traitements.
Un colon de l'Ile Bourbon (La Réunion), Jean-Baptiste Renoyal de Lescouble (1776-1838) évoque dans son journal en date du 22 mai 1829, un hôpital pour le traitement des Noirs : « *J'ai vu Notaise allant et revenant de Sainte-Suzanne. Il m'a dit qu'il a monté chez lui un hôpital pour le traitement des Noirs par la méthode de Le Roi, sous les auspices de Mazérieux en qualité de médecin. On m'a dit qu'il prenait huit livres par jour et pour chaque sujet. C'est vraiment un médecin !* » Pendant la période de 1800 à 1848, n'ont été recensés à l'île Bourbon que six « hôpitaux » situés dans des domaines de colons, dont celui de Marie Anne Deybassyns, dite Madame Deybassins (1755-1846) à la Rivière-du Mât. « *Les maîtres ne se sentent pas concernés par l'état de santé de leurs esclaves et ne veulent pas entendre parler de soins qui pourraient augmenter les dépenses* ».

L'abolition de l'esclavage en 1848 mit fin au devoir, souvent très théorique, d'assistance des maîtres envers leurs esclaves, laissant sans plus de soins, soixante mille anciens esclaves dans la nature.

Les chirurgiens de plantations pendant l'expédition de Saint-Domingue

Lorsque l'expédition de Saint-Domingue fut mise sur pied pour lutter contre l'insurrection menée par François Dominique Toussaint-Louverture (1743-1803), les médecins militaires, dont le médecin-chef de l'expédition était François Victor Bally (1775-1866) firent face à de grandes difficultés face aux pathologies tropicales, notamment la fièvre jaune. Les médecins et chirurgiens « coloniaux » présents sur place et les chirurgiens de plantations, bien que peu qualifiés, furent « requis ». Le corps expéditionnaire s'appuya sur un Conseil de santé colonial, créé le 4 mai 1802.

Cependant, malgré les tensions entre militaires et coloniaux « requis », la coopération scientifique continua avec la parution d'une *Instruction* mise au point grâce aux conseils et ouvrages des praticiens locaux en 1802 et d'un *Journal des officiers de santé de Saint-Domingue* de févier à juin 1803. Jean Baptiste René Poupée-Desportes (1704-1748) apporta sa contribution en publiant « *Histoire des maladies de S. Domingue* ».

Jean-Baptiste René Poupée-Desportes[186] [187].

Il naquit le 28 septembre 1704 d'un père médecin. Il fit ses études de médecine à Paris et suivit les cours du Jardin du Roi, voulant acquérir la connaissance des plantes médicinales. Il soutint sa thèse à Reims avec pour sujet : « *An vita et mors mecnancè fiant* ». Grâce à la protection de

[186] Brisou B, Sardet M. *Op. Cit.* p. 649.

[187] Gros. Un médecin des Colonies au XVIIIe siècle, Poupée-Desportes (1704-1748). *Archives de médecine navale et coloniale* 1896, 66, 345-357.

Bernard de Jussieu et du comte de Maurepas, il fut désigné comme médecin du Roi à Saint-Domingue où il débarqua au Cap-Français le 22 octobre 1732. Les escadres françaises ayant besoin d'infrastructures hospitalières fiables, Poupée-Desportes réorganisa l'hôpital du Cap-Français en portant le nombre de lits de 20 à 100. Il décréta qu'avant de pouvoir exercer aux Antilles, tout chirurgien devrait servir dans cet hôpital pendant un an, voulant ainsi améliorer la formation des chirurgiens de plantations.

Poupée-Desportes mourut au Cap le 15 février 1748, à l'âge de 43 ans, après 14 ans de séjour ininterrompu dans la colonie. Il écrivit « *L'Histoire des maladies de Saint-Domingue* » édité par sa famille en 1750, dans laquelle il décrivit « *le mal de Siam* » qui est en fait la fièvre jaune. Il y écrit « *Le premier événement qui l'ait fait remarquer fut la relâche à la Martinique d'une nombreuse escadre qui venait du Siam et dont l'équipage pendant son séjour dans cette colonie fut affligé d'une fièvre maligne ou pestilentielle qui fit périr un grand nombre de matelots* », d'où le nom de mal de Siam. Outre la fièvre jaune, Poupée-Desportes traita du paludisme, de l'anémie tropicale, de la cachexie syphilitique et de la cachexie scorbutique, du pian, des diarrhées, des abcès du foie, du tétanos, des fièvres qui arrivent aux enfants et des vers auxquels ils sont communément sujets. Le troisième volume est intitulé « *Traité ou Abrégé des plantes usuelles de S. Domingue* », Poupée-Desportes ayant étudié les plantes de Saint-Domingue.

Il est considéré comme le véritable fondateur de la pathologie exotique[188] au même titre que Bertrand Bajon

[188] Georges Lavier, *Un pionnier français de la Médecine tropicale : Jean-Baptiste René Pouppé-Desportes (1704-1748). Dans : Mémoires de la Société française d'Histoire de la Médecine, vol. 2, 1946, p. 43-55.*

(1739-1796), chirurgien major, naturaliste, qui exerça à Cayenne de 1764 à 1776. Il était membre correspondant de l'Académie Royale des Sciences.

Aucun médicament n'était efficace contre la fièvre jaune et Alexandre Moreau de Jonnès (1778-1870), un « touche à tout » qui n'était pas médecin, qui observait l'épidémie à la Martinique, le confirma[189]. Les médecins militaires proposaient des recommandations prophylactiques. L'objet de ces mesures était de permettre aux Européens de se « créoliser ». Les plantes médicinales de la colonie furent étudiées par les pharmaciens de l'expédition afin de disposer de ressources botaniques locales.

Le système médical de plantations s'est fortement appuyé sur les chirurgiens de plantations, sur les sages-femmes ou les accoucheuses, mais aussi sur les femmes « hospitalières » ou « soignantes-créoles » dont le rôle était important, car elles étaient souvent les seules sur place capables de soigner les malades. La mieux connue fut Marie Guérineau, dite veuve Cottin, « femme de couleur » du Cap-Français où elle fut surnommée la « bienfaitrice du genre humain ».

Le corps expéditionnaire de 1802 a réquisitionné des femmes noires pour servir d'infirmières dans ses hôpitaux. Mais les hôpitaux qui manquaient de tout, y compris de lits et de médicaments, étaient peu accueillants et pendant l'épidémie de fièvre jaune, de nombreux officiers et colons préféraient se faire soigner chez l'habitant, « à la chambre ». Les soignantes créoles employaient des boissons rafraîchissantes en grande quantité, ainsi que d'autres méthodes

[189] Moreau De Jonnès Alexandre, *Monographie historique et médicale de la fièvre jaune des Antilles*, Paris, Migneret, 1820, p. 132.

adoucissantes comme des frictions sur tout le corps avec des tranches de citron, parfois dans un bain.

Ces « traitements » furent ensuite utilisés par les médecins militaires français. Le médecin de la Martinique Antoine Joseph Dariste (1763-1839) considérait « *comme un des plus puissants moyens que l'on puisse opposer à la fièvre jaune pendant sa première période*[190] » et précisait qu'il est « *employé de temps immémorial* ». Pour François Victor Bally, les frictions sont « *parmi les moyens que conseille l'empirisme, celui-ci [lui] parait le moins à dédaigner* » et les a appliqué qui « *pour n'avoir rien à se reprocher en négligeant ce qui n'était pas consacré par les ouvrages des maîtres* ». Pour Moreau de Jonnès « *les femmes de couleur* » considéraient la maladie comme « *un grand feu et cherchent à éteindre l'incendie par des rafraichissants* ».

Voici la description, faite par un colon propriétaire[191], des frictions de citron par les soignantes créoles : « *Elles se procuraient un panier de citrons en partie mûrs, les coupaient en deux, étendaient du sel fin sur le corps nu et sans mouvement du moribond, et le frottaient avec les citrons pendant un quart d'heure ou plus, jusqu'à ce que le sel et le suc des citrons eussent traversé le corps du mourant et qu'il fut devenu rouge comme une écrevisse cuite. Avant de commencer cette opération, elles mettaient des briques chaudes au pied du malade, et les*

[190] Pierre Nobi, « Officiers de santé et soignantes créoles face à la fièvre jaune », *Histoire, médecine et santé* ;
http://journals.openedition.org/hms/1025 ;
DOI : https://doi.org/10.4000/hms.1025.

[191] Drouin de Bercy. *L'Europe et l'Amérique comparées*. Édition à Paris, chez Rosa, libraire, grande cour du Palais-Royal ; à Londres, chez Treuttel et Würtz ; et à Bruxelles, chez Lecharlier, libraire. 1818.
http://catalogue.bnf.fr/ark:/12148/cb30355967w

enveloppaient avec de la flanelle chaude. Quand elles avaient fini leurs frictions, elles couvraient le corps et la tête avec une ou deux couvertures de laine, afin de provoquer et d'entretenir la transpiration ».

CONCLUSION

Les Médecins, chirurgiens et apothicaires français en route vers les quatre coins du globe entre le XVIe et la fin du XIXe siècle, étaient formés dans les Écoles de Chirurgie navale des ports, dont la première fut ouverte à Rochefort en 1722 et qui servit de modèle pour celle de Toulon en 1725 et celle de Brest en 1731. Y étaient formés en priorité les chirurgiens destinés à être embarqués, dont les précurseurs furent les chirurgiens des galères de Marseille et les Chirurgiens *navigans* aux connaissances médicales limitées et empiriques.

Créée par l'intendant du port Michel Bégon (1636-1710) et surtout par le premier médecin du port Jean Cochon-Dupuy (1674-1757), l'École de Chirurgie navale de Rochefort a formé près de 7 000 chirurgiens de marine, en un peu plus de deux siècles. L'École de Brest eut rapidement une grande renommée grâce à l'action de son directeur, Etienne Chardon de Courcelles (1705-1775), Premier médecin du port.

En 1890, avec l'ouverture de l'École Principale du Service de Santé de la Marine et des Colonies de Bordeaux (École de Santé Navale), ces Écoles de Chirurgie navale devinrent des Écoles annexes, avant d'être définitivement fermées en 1964. L'École de Santé Navale ferma en 2010, après avoir formé plus de 9 000 médecins et pharmaciens et a fait place à l'École de santé des armées de Lyon-Bron, héritière des deux Écoles de Lyon et Bordeaux.

Les autres médecins, chirurgiens et pharmaciens qui ont été aux colonies du XVIe et la fin du XIXe appartenaient à l'Armée de Terre, aux médecins et apothicaires du Roi et aux chirurgiens de plantations. Ils furent peu nombreux comparés aux chirurgiens de Marine.

Au XVIIe siècle, la France disposait de deux armées : l'Armée de Terre qui dépendait du Département de la Guerre créé en 1589 et l'Armée de Mer qui dépendait du Département de la Marine créé en 1669. Les médecins, chirurgiens et apothicaires de l'Armée de Terre ont servi aux Colonies lors des expéditions guerrières de Saint-Domingue (1801-1803), du Mexique (1862-1867) et de Madagascar (1895). Ces expéditions furent des désastres sanitaires, dues aux maladies : fièvre jaune à Saint-Domingue et au Mexique, paludisme à Madagascar. Avant de gagner leurs unités, après avoir terminé leurs études, les médecins de l'Armée de Terre étaient affectés à l'Hôpital militaire du Val-de-Grâce à Paris ouvert en 1742 et à l'École d'Application du Val-de-Grâce ouverte en 1850, où ils accomplissaient un stage d'une année. L'École de Santé militaire de Strasbourg n'a ouvert ses portes qu'en 1856 pour les refermer à l'issue de la défaite de 1870.

Les médecins du Roi aux Colonies étaient « détachés » de la métropole suivant le souhait du Roi Louis XIV (1638-1715) qui avait souhaité que les médecins du Roi ne soient pas uniquement attachés à la famille royale. Ils étaient, pour la plupart, des botanistes en relation étroite avec les naturalistes du Jardin du Roi de Paris, chargés de trouver sur place aux Colonies des plantes médicinales.

Le plus souvent chirurgiens-barbiers mal formés, les chirurgiens de plantations étaient très nombreux à Saint-Domingue (la colonie la plus riche), recrutés directement par les colons, ainsi que dans toutes les Colonies des Antilles et de l'océan Indien. Ils devaient prendre en charge les esclaves. Certaines femmes noires - les soignantes créoles - furent de grand secours pour les militaires atteints de la fièvre jaune pendant l'expédition de Saint-Domingue, leur appliquant les soins transmis par leurs ancêtres.

SOURCES ET AUTORISATIONS

Figure 1 : Arsenal des Galères de la ville de Marseille (Jean-Baptiste de La Rose, 1666, Musée de la Marine de la Chambre de commerce de Marseille. Wikipedia : domaine public).

Figure 2 : Trousse de chirurgien-barbier vers 1650-1700 (Source : Wikipedia).

Figure 3 : L'ordonnance royale du 15 avril 1689
(Source gallica.fr/Bibliothèque nationale de France).

Figure 4 : Michel Bégon (1638-1710), intendant de marine à Rochefort (Source : Wikipedia - Portrait anonyme, début du XVIIIe siècle, musée de la Marine).

Figure 5 : Hôpital de la Marine à Rochefort (Source : Patrick Despoix - Travail personnel
mons.wikimedia.org/w/index.php?curid=43493469).

Figure 6 : Pierre Chirac (Auteur inconnu - La France pittoresque, Domaine public,
https://commons.wikimedia.org/w/index.php?curid=38663795).

Figure 7 : Jean Cochon-Dupuy (Domaine public : Wikipedia).

Figure 8 : École de chirurgie de Rochefort
(Association Amicale Santé Navale et Outre-Mer (ASNOM).

Figure 9 : Maurepas, secrétaire d'État à la Marine (1736) : (Gravure de Gilles-Edmé Petit d'après L-M Van Loo, domaine public,
https://commons.wikimedia.org/w/index.php?curid=7745144).

Figure 10 : Portrait en buste de Gaspard Cochon-Dupuy (Source : Wikipedia, Hôpital de la Marine de Rochefort, auteur G. Lesson).

Figure 11 : Pierre Jacques Thomas Cochon-Duvivier (Source : *The British Library, No restrictions*, via Wikimedia Commons).

Figure 12 : Jean René Constant Quoy (Source Wikipedia, domaine public, https://commons.wikimedia.org/w/index.php?curid=77384055).

Figure 13 : Saint-Mandrier : la cour de l'hôpital militaire (Source ASNOM).

Figure 14 : L'Hôpital de la Marine de Toulon (Source ASNOM 2017).

Figure 15 : Joseph Paul Gaimard. Lithographie d'Émile Lassalle (*Voyage en Islande et au Groenland*, Paris, 1838-1852)
Source :
http://www.library.wisc.edu/etext/Jonas/Herra/Herra-VIG-Ah.1.htm

Figure 16 : Brest : entrée principale de l'hôpital maritime (source : Geneawiki).

Figure 17 : Léon Charles Albert Calmette (Source : *Devoirs de mémoire*).

Figure 18 : École de Médecine et Pharmacie Navale de Brest : la fête d'Angiboust avec l'âne en 1963, dernière année de formation (*In* Ceux du Pharo, 2017).

Figure 19 : L'école de Santé navale de Bordeaux. (Source : *L'École du Pharo. Cent ans de Médecine Outre-mer 1905-2005*. Éditions Lavauzelle 2005, p. 27.

Figure 20 : La Faculté de Médecine de Bordeaux (Source ASNOM).

Figure 21 : Victor Joseph Ambroise Désiré Segalen (Par Louis Talbot (1853-?). Domaine public, https://commons.wikimedia.org/w/index.php?curid=36284296).

Figure 22 : École du Pharo (Marseille). Sortie de la promotion 1907 (Source : L'École du Pharo. Cent ans de Médecine Outre-mer 1905-2005. Lavauzelle 2005, p. 45.)

Figure 23 : Édit du Roy, donné à Versailles en 1708 (Source : Brisou B. Édit du Roy, donné à Versailles au mois de janvier 1708. Médecine et Armées, 2008 ; 36 : 393-408).

Figure 24 : Vue et perspective du Val de Grâce. Gravure par Adam Perelle (1638-1695). Musée du Service de santé des armées. Éditions Hervas 1993, p. 52.

Figure 25 : École impériale du Service de santé de Strasbourg (Source : Par Ctruongngoc - Travail personnel, CC BY-SA 3.0, https://commons.wikimedia.org/w/index.php?curid=29105943).

Figure 26 : Jean-Jacques Matignon (Source : Institut Pasteur - Archives).

Figure 27 : Nicolas-Pierre Gilbert. © Bibliothèque de l'Académie nationale de médecine (Ms 1200 (2071) n° 16x1271).

Figure 28 : François-Victor Bally par Ambroise Tardieu. Document de la Bibliothèque interuniversitaire de santé, importé sur Commons grâce à un partenariat avec Wikimédia France.

Figure 29 : Louis Daniel Beauperthuy (Source : Wikipedia – reproduction d'une photographie du *Wellcome Institute*).

Figure 30 : Charles-Édouard Hocquard (Par Hocquard Édouard (1853-1911) - Hachette et Cie (Paris), domaine public, https://commons.wikimedia.org/w/index.php?curid=93818080).

Figure 31 : Bernard de Jussieu (1699-1777) (Source Wikipedia : http://web4.si.edu/sil/scientific-identity/ display_results.cfm?alpha_sort=N).

Figure 32 : Portrait en médaillon d'Ambroise Paré, portant l'aphorisme de Virgile : *Labor improbus omnia vincit* (Source : Wikipedia - Gravure extraite de *Deux livres de chirurgie, de la génération de l'homme, & manière d'extraire les enfans hors du ventre de la mère* chez André Wechel (Paris), 1573).

Figure 33 : École de chirurgie à Paris au XVIIIe siècle (Source : Wikipédia).

Figure 34 : Observations sur les maladies des nègres : leurs causes, leurs traitements et les moyens de les prévenir, Dazille
(Source : https://wellcomecollection.org/works/fvz4kz8b).

REMERCIEMENTS

Les biographies et les photographies des médecins, chirurgiens et pharmaciens ont été empruntées, avec l'autorisation de leurs auteurs, au « Dictionnaire des médecins, chirurgiens et pharmaciens de la marine » de Bernard Brisou et Michel Sardet, paru en 2010 et aux « *Devoirs de Mémoire, Association Ceux du Pharo* » de Francis Louis, paru en 2018.

Pierre Aubry tient à remercier pour leurs contributions à cet ouvrage, ses camarades de l'École de Santé navale à Bordeaux : Michel Sardet, Francis Louis et Jacques Martin.

Un remerciement tout particulier à Rémy Dufour pour l'illustration de couverture réalisée par son ancêtre Georges Dufour, médecin de la Marine.

Enfin, cet ouvrage n'aurait jamais pu être mis entre vos mains sans la confiance renouvelée des éditions L'Harmattan en la qualité de nos écrits et celle, en particulier, du docteur Xavier Riaud, écrivain et directeur de la collection *Médecine à travers les siècles.* Nous remercions également Perrine Fourgeaud, des Éditions L'Harmattan, pour son aide et sa patience si précieuses.

TABLE DES FIGURES

DES MÊMES AUTEURS

Aubry P, Gaüzère B-A. La France et ses médecins en Extrême-Orient du XVIe au milieu du XXe siècle. Éditions L'Harmattan, 2022.

Aubry P, Gaüzère B-A. La France et ses médecins dans les océans Indien et Pacifique du XVIe au XIXe siècle. Éditions L'Harmattan, 2022.

Aubry P, Gaüzère B-A. La France et ses médecins aux Amériques du XVIe au XIXe siècle. Éditions L'Harmattan, 2021.

Médecins et expéditions coloniales françaises au XIXe siècle (Afrique noire et Madagascar). P. Aubry avec la collaboration de B.-A. Gaüzère. Éditions L'Harmattan 2020.

Jean et Charles-Guillaume Viguerie et la chirurgie toulousaine aux XVIIIe et XIXe siècles. P. Aubry avec la collaboration de B.-A. Gaüzère. Éditions L'Harmattan, 2018.

Médecin conchyliologue et océan Indopacifique. P. Aubry avec la collaboration de B.-A. Gaüzère. Éditions L'Harmattan, 2018.

Histoire de la médecine à l'île Bourbon – La Réunion. B.-A. Gaüzère, P. Aubry. Éditions L'Harmattan, 2017. Tome 1 : De la découverte de l'île à nos jours.

Histoire de la médecine à l'île Bourbon – La Réunion. B.-A. Gaüzère, P. Aubry. Éditions L'Harmattan, 2017. Tome 2 : Histoire des maladies.

Passeport santé pour l'Afrique. P. Aubry, B.-A. Gaüzère. Éditions universitaires européennes, 2015.

Histoire des eaux thermales à La Réunion (Cilaos, Hell-Bourg, Mafate, Bras Cabot). B.-A. Gaüzère, P. Aubry. Éditions Azalées, 2012.

Splendeurs et dangers de la faune marine. P. Aubry, B.-A. Gaüzère. Éditions Xavier Montauban, Paris, 2010.

Passeport santé pour le grand océan Indien. B.-A. Gaüzère, P. Aubry. Éditions Azalées. 2006, Réunion.

Le chik, le choc, le chèque. B.-A. Gaüzère, P. Aubry. Éditions Azalées. 2006, Réunion.

Cas cliniques en Médecine Tropicale. Aubry P., Touze J.E. La Duraulié édit., mars 1990.

Les agrégés du Pharo. Thérapeutique en Médecine tropicale. Diffusion générale de Librairie, édit, 1986, Marseille.

B.-A. Gaüzère, P. Aubry. Site internet d'enseignement de la médecine tropicale depuis 2002 www.medecinetropicale.com

Structures éditoriales du groupe L'Harmattan

L'Harmattan Italie
Via degli Artisti, 15
10124 Torino
harmattan.italia@gmail.com

L'Harmattan Hongrie
Kossuth l. u. 14-16.
1053 Budapest
harmattan@harmattan.hu

L'Harmattan Sénégal
10 VDN en face Mermoz
BP 45034 Dakar-Fann
senharmattan@gmail.com

L'Harmattan Cameroun
TSINGA/FECAFOOT
BP 11486 Yaoundé
inkoukam@gmail.com

L'Harmattan Burkina Faso
Achille Somé – tengnule@hotmail.fr

L'Harmattan Guinée
Almamya, rue KA 028 OKB Agency
BP 3470 Conakry
harmattanguinee@yahoo.fr

L'Harmattan RDC
185, avenue Nyangwe
Commune de Lingwala – Kinshasa
matangilamusadila@yahoo.fr

L'Harmattan Congo
219, avenue Nelson Mandela
BP 2874 Brazzaville
harmattan.congo@yahoo.fr

L'Harmattan Mali
ACI 2000 - Immeuble Mgr Jean Marie Cisse
Bureau 10
BP 145 Bamako-Mali
mali@harmattan.fr

L'Harmattan Togo
Djidjole – Lomé
Maison Amela
face EPP BATOME
ddamela@aol.com

L'Harmattan Côte d'Ivoire
Résidence Karl – Cité des Arts
Abidjan-Cocody
03 BP 1588 Abidjan
espace_harmattan.ci@hotmail.fr

Nos librairies en France

Librairie internationale
16, rue des Écoles
75005 Paris
librairie.internationale@harmattan.fr
01 40 46 79 11
www.librairieharmattan.com

Librairie des savoirs
21, rue des Écoles
75005 Paris
librairie.sh@harmattan.fr
01 46 34 13 71
www.librairieharmattansh.com

Librairie Le Lucernaire
53, rue Notre-Dame-des-Champs
75006 Paris
librairie@lucernaire.fr
01 42 22 67 13

www.ingramcontent.com/pod-product-compliance
Lightning Source LLC
LaVergne TN
LVHW021212061026
849535LV00008B/2707
9782140311932